Quick Reference
フローチャートこども診療

シリーズ監修
新見正則
（新見正則医院 院長）

著者
坂崎弘美
（さかざきこどもクリニック 院長）

株式会社 新興医学出版社

Quick Reference Handbook and Flow Charts for Pediatrics

Hiromi Sakazaki, MD

SHINKOH IGAKU SHUPPAN CO. LTD., TOKYO.
Printed & bound in Japan

はじめに

「なぜ医師になったのですか？」とよく質問されます．そんなときはいつも「小児科医になりたかったから」とお答えしています．子どもが好きだったら，保育士さんでも学校の先生でもよいではないかと言われます．でもなぜか私は小児科医をめざしました．実際，小児科医は未来のある可愛い子どもを元気にするという，とても有意義な仕事だと実感しています．子どもたちが辛そうにしていると何とかしてあげたいと強く思います．以前は，それはすべて小児科医の仕事で，子どもは小児科医が診るべきだと思っていました．もちろんそれが理想ですが，地域によっては小児科医不足で，できない場合もあります．また24時間，子どもはすべて小児科医が診ることも難しいです．小児科医でない先生方，初期研修医の先生方の力を借りなければいけません．何より小児科以外の先生方が小児のプライマリケアができるようになることは，とても大切なことだと思います．本書は，子どもを初めてひとりで診察する研修医の皆さん，また内科の先生方が，子どもを診察するときに，少しでも参考になればと思い執筆した本です．小児科専門医の先生方，もっと小児科を学びたい先生方は他の本をおすすめします．時間のない，臨床現場でパッとみてサクッと確認できる，そんな本をめざしました．ひとりでも多くの先生が，子どもを診察をする際の手助けになればと思います．

2021年1月　坂﨑弘美

目　次

症状別

ウイルス感染症

細菌感染症

その他の感染症

消化器疾患

呼吸器疾患

神経疾患

皮膚科疾患

耳鼻科疾患

その他

コラム

クイックリファレンス フローチャートこども診療をお読み頂くにあたって

最初に，私が子どもを診察するうえで大切にしていることを書かせて頂きます．

❶ 食べる，遊ぶ，寝る

子どもは症状を訴えないから，どこが悪いかわかりにくいとよく言われます．その際，この「食べる，遊ぶ，寝る」ができているかどうかがとても大切です．

いつもどおり食欲があって，機嫌よく遊べる，夜はしっかり眠れて朝は元気に起きてくるときは大丈夫です．緊急性がなく様子を見ることができます．ただ，どれかが欠けているときは要注意です．心配なときは小児科専門医にご相談ください．

❷ お母さんの言うことを真剣に聞く

子どものことを一番よく知っているのは，保護者，とくにお母さんです．そのお母さんが，「何か変，この子いつもと違うんです」と言っているときはしっかり聞いてあげてください．こちらが，「心配しすぎだなあ，このお母さん苦手」などと思っていると，いろいろな話を聞き出せなくなります．お母さんの言うことはいつも正しいと思うことが大切です．お母さんの話をちゃんと聞いて，共感していると，信頼関係を築くことができます．ぜひ，お母さんと仲良くなってください．

❸ 子どもと仲良しになる

子どもは，いつも私たちを観察しています．この人は自分にとって危害を加える人なのかどうか安全な人なのかじっと見ています．恐怖心を与えないように，まず子どもが一番大好きなお母さんと仲良く話しているところを見てもらいます．次に，その子どもが好きそうなおもちゃで，コミュニケーションをとったり，優しく話しかけます．手や聴診器が冷たいと，びっくりして泣き出すことが多いので，私は手や聴診器をあらかじめ温めています．とても手間がかかりますが，一度仲良くなると素直に診察させてくれるようになります．

❹ 子育て支援と親育て

予防接種の種類が増え，医学が進歩し，重症感染症の子どもが激減しました．小児科医の仕事は風邪の診療と子育て支援がメインになりつつあります．風邪に有効な薬はなく，本人の免疫力で治っていくこと，一番のお薬は一生懸命看病する母親の愛情だと思っています．それをお母さんに伝えてください．核家族で，子どものいろいろなトラブルにどうしたらいいか迷っている方がたくさんいます．ネットやママ友の言葉に振り回されている方もいます．たいしたことでなくても，ぜひ子育ての相談にものってあげてください．そして，相談しやすい環境を作ってあげてください．新米ママがベテランママになれるようにいろいろアドバイスするのも小児科医の仕事だと思います．「子どもを診て，母親も育てることができる」，そんな小児科医を私はめざしています．

本書のご利用にあたって

・本書は保険適用薬を記載しています.

・本書は使いやすさを優先に一般的に使用されている商品名で記載しています.

・本書に取り上げた項目は，プライマリケアでよく遭遇する疾患に限定し，膨大な小児科領域のごく一部です．また，できるだけ簡単に記述するようにしていますので，より詳細な解説については成書をご参考ください.

・本書で記載されている漢方エキス製剤の番号は株式会社ツムラの製品番号に準じています．番号や用法・用量は販売会社により異なる場合がございますので，必ずご確認ください.

本書における薬名，用法·用量，治療法などに関する記載は，著者および出版社にて正確であるよう最善の努力をしておりますが，医学の進歩や情報の更新により記載内容が必ずしも完全でない場合もございます．その点を十分にご理解いただき本書をご利用する際にはご注意くださいますようお願い申し上げます.

こども診療
フローチャート

発熱

生後６ヵ月未満

生後６ヵ月以上
（機嫌よく経口摂取良好）

生後６ヵ月以上
（熱が３日以上続く）

ひとことMEMO

発熱は，保護者にとって最も心配される症状です．そのうちの80～90%はウイルス感染で，ほとんどがいわゆるかぜです．小児の発熱の場合，いかに細菌感染症などの重症感染症を見落とさないかどうかにかかっています．病初期は症状が揃わず診断が困難なものもあるので，何かおかしいと思ったら小児科専門医への紹介をおすすめします．

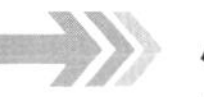

小児科専門医へ紹介

敗血症，尿路感染症，髄膜炎の除外が必要です．病初期は症状がはっきりせず，特に慎重に対応する必要があります．ただ，ワクチン接種後に発熱することもあり，その場合は機嫌よく哺乳良好で，経過観察できます．

経過観察

ウイルス感染の可能性が高く，初日の熱であれば処方不要です．必要なら頓服でアセトアミノフェン 10 mg/kg/回（最大 500 mg/回）．

血液検査 WBC CRP で重症度を把握

WBC 15,000 以上は，細菌感染の可能性が高く，発熱の原因を検索して抗菌薬投与を考慮します．発熱が続く場合は，川崎病の鑑別診断は必須です．

ひとこと MEMO

小児に処方できる解熱薬はアセトアミノフェンとイブプロフェンのみですが，たいていアセトアミノフェンを処方しています（投与量は p15 を参照してください）．解熱薬は，定期的に服用すべきでなく，必要な時のみ頓服で使用し，6 時間以上の間隔をあけて 1 日 2 回までにするように指導しています．また生後 6 ヵ月以上にしか処方していません．

コラム 熱

よく保護者から,「熱が何度以上になったら, 解熱薬を使ったらよいですか？」と質問されます. 熱の高さと, 病気の重症度は関係なく, 高熱でも機嫌がよく水分摂取良好で, 良眠していれば, 解熱薬は必要ありません. 子どもが熱をだすのは, ウイルスや細菌の増殖を抑えるための症状なので, 無理に解熱薬を濫用すると, かえって発熱期間を延長させてしまいます. 解熱薬を処方する際は, そのことを保護者にしっかり説明して, 理解してもらうことも大切です. その上で, 発熱時には, まずは十分に水分補給をして薄着にするように指導してください.

保護者の心配は,「高熱＝けいれん＝脳に影響」です. たしかに, 熱性けいれんをおこす子どもはいますが, 単純型熱性けいれんは, 後遺症は残しません. しかし, 解熱薬が, 絶対ダメということでなく, 本人がとても辛そうなときは使用してもよいと付け加えています. 熱で苦しがっているときに, 解熱薬でいったん楽になると, その間に食事がとれたり, またぐっすり眠れるようになることも多いです. ただ, 何度も解熱薬を使わないといけないほど辛そうな場合は, ウイルス感染でなく他の病気である場合もあるので, 必ず診察に来院してもらうように説明することも大切です. 子どもの発熱を診察できるようになると, 自信を持って小児科外来ができるようになります.

コラム　こんな時は要注意

①「食べる，遊ぶ，寝る」のどれかができない．
②お母さんが，「この子いつもと違う」と言う．
③いつも大泣きする子が，あまり泣かない．
④お母さんに抱っこされて，もたれかかってこちらを見ない．
⑤尿がでていない．
⑥顔が白くて元気がない．
⑦熱がないのに，脈が速く手足が冷たい．

①〜④は小児科専門医へ．
⑤〜⑦は小児科専門医のいる総合病院へ至急紹介してください．

表　小児に使用できる解熱鎮痛薬

アセトアミノフェン（10〜15 mg/kg/回） 成人量　500 mg/回，1,500 mg/日 内服　アセトアミノフェン 　細粒　ドライシロップ　錠（200・300・500 mg） 　カロナール 　細粒　シロップ　錠（200・300・500 mg） 坐薬　アルピニー坐剤　アンヒバ坐剤（50・100・200 mg） **3ヵ月未満の乳児に対する安全性は未確立**
イブプロフェン（3〜6 mg/kg/回） 成人量　200 mg/回，600 mg/日 ブルフェン　顆粒　錠（100・200 mg） イブプロフェン　顆粒　錠（100・200 mg） **4歳未満の乳幼児に対する安全性未確立**

咳（2週間未満の急性咳嗽）

機嫌よく，日常生活の妨げにならない

湿性咳嗽

乾性咳嗽

ひとことMEMO

基本的には咳止めは処方しませんが，マイコプラズマや百日咳などで，乾性咳嗽が止まらずに，夜間眠れない，食事もとれない場合には，例外的に咳止めを使用することもあります．その際はフスタゾール錠小児用を3～4歳1錠，5～6歳2錠，7～9歳3錠，10歳以上フスタゾール錠1錠を頓服で処方しています．

小児の場合，急性咳嗽の多くはウイルス感染に伴う普通感冒であるので，ここではそれを対象とします．

投薬なし or ムコダイン

30 mg/kg/日分 3（最大 1,500 mg/日）

咳は，気道の異物や分泌物を排出するための反射ですので，基本的には咳に咳止めは不要です．さらに咳止めを使うとかえって咳が長引くという報告もあります．

メプチン＋ムコダイン 分 3

メプチン（顆粒・ドライシロップ）2.5 μg/kg/日分 2～3（最大 100 μg/日）．6 歳以上（20 kg）以上で錠剤が飲める場合はメプチンミニ 25 μg を 1 日 1～2 回．

麦門冬湯(ばくもんどうとう)㉙＋ムコダイン 分 3

麦門冬湯(ばくもんどうとう)㉙は，気道粘膜を潤す作用があります．乾燥した咳が出る場合や，のどがイガイガして発作的に咳がでるとき，のどや気道を潤して痰を出しやすくします．味がよくて飲みやすいのが最大の利点です．

ひとことMEMO

3 歳未満では，気道異物で突然の咳や喘鳴があるので注意してください．また，2 週間以上続く咳は，鑑別診断が必要です．感染性咳嗽としては，百日咳やマイコプラズマ感染症，アレルギー素因のあるものは，アレルギー性鼻炎，気管支喘息，さらに副鼻腔炎でも咳嗽が長引きます．また，咳が睡眠中に消失する場合は，心因性咳嗽を考えます．

コラム　咳止めシール？？

外来で「咳止めシールください」と言われることがあります．また，保育園の健診にいくと背中にテープを貼っているお子さんをよく見かけます．もちろん「咳止めシール」というものは存在しません．ホクナリンテープ，ツロブテロールテープというのは，咳止めではなく気管支拡張剤です．貼ってから，薬の効果がでるまでに 6〜8 時間かかり，すぐには効きません．このテープは，気管支喘息や急性気管支炎のときに処方するお薬です．24 時間持続して気管支を広げる効果がありますので，早朝におこる喘息発作の予防にも効果があります．しかし，気管支に作用するだけでなく，心臓や他の臓器にも作用し，動悸，不整脈，手の振戦などの副反応の心配もあります．貼る薬は手軽ですが，注意が必要です．かぜの咳止めには全く無効だということをよく説明して，保護者に理解してもらうことが大切だと思います．

ちなみに，幼児の夜間咳嗽に対して，はちみつが有効であったというデータもあり，実際にはちみつを処方されている先生もいます．実ははちみつは医薬品として処方可能なのです．**ただし 1 歳以上です．1 歳未満にはボツリヌス感染の危険性があるのではちみつは飲ませてはいけません．**

コラム　小児の薬用量について

子どもは薬の量がややこしいから，わかりにくいとよく言われます．最近では，年齢で薬の量が決まっている薬も増えてきました．例えば，喘息に処方するシングレアは，1～6 歳未満シングレア細粒 4 mg，6～15 歳未満シングレアチュアブル 5 mg，15 歳以上シングレア 1 錠（10 mg）です．しかし，まだまだ体重あたりで計算する薬剤がほとんどです．こんなときは年齢で簡単に計算できる Von Harnack の表が便利です．

表　各年齢の薬用量（Von Harnack の表）

新生児	1/2 歳	1 歳	3 歳	7 歳半	12 歳	成人
1/20～1/10	1/5	1/4	1/3	1/2	2/3	1

ただこれも，基礎疾患があって，体重が平均に比べて極端に小さい場合などやはり注意が必要で，体重あたりで計算したほうがよい場合もあります．電子カルテで体重を入力すると，薬の量を計算してくれる機能があるものもありますが，わかりにくいときは遠慮なく，小児科専門医へ質問してください．ちなみに，漢方薬の薬用量ですが，成人量が 1 日量 7.5 g 製剤のものは 0.15～0.2 g/kg 日で計算しますが，上記の Von Harnack の表でも代用できます．漢方薬は，西洋薬ほど厳密ではなく，例えば成人 1 日量が 3 包の場合，10 kg で 1 包，20 kg で 1.5 包，30 kg で 2 包でも大丈夫です．

鼻水

機嫌よく元気あり

鼻閉あり

鼻水が長引いている

ひとことMEMO

集団生活している保育園児は，何度もウイルス感染を繰り返すため年中鼻水が出ています．以前は鼻水に対して抗ヒスタミン薬がよく投与されていました．たしかに分泌物は減りますが，粘稠度が上がってしまいかえって鼻水の排出が遅れてしまいます．また，眠気も誘発され現在では投与しないほうがよいとされています．

投薬なし
or ムコダイン

30 mg/kg/日分 3（最大 1,500 mg/日）

鼻水は，鼻や喉に付いた病原体を排除するために出るものです．また，炎症を起こした粘膜を守る役目もありますので，無理に鼻水を止める必要はありません．

鼻水吸引

鼻汁の性状をチェックし，粘稠な膿性鼻汁のときは急性副鼻腔炎のページへ（p108）．1 歳以上の鼻洗いは NeilMed 社のベビーミストがおすすめ（定価税別 760 円，2020 年 12 月現在）．

鼓膜の診察

中耳炎や副鼻腔炎の合併の有無を確認します．急性中耳炎のページへ（p110）．アレルギー性鼻炎の場合は，抗アレルギー薬（p100）が必要な場合もあります．

ひとこと MEMO

ベビーミストは生理的食塩水のスプレーで，鼻腔内をミストで潤し粘い鼻水を柔らかくします．鼻水吸引前に併用すると，より効果的です．乳児の鼻閉には麻黄湯㉗，透明な鼻水には小青竜湯⑲，粘稠鼻汁には葛根湯加川芎辛夷②がおすすめです．鼻汁鼻閉に関しては，西洋薬よりも漢方薬のほうが有効であることが多いのですが，飲みにくいのが難点です．

コラム　鼻をかもう！

小さい子どもでも，ちゃんと鼻をかめるようになるのは，風邪対策の基本です．外に出すべき鼻水がたまっていたら雑菌などの温床となり，副鼻腔炎や中耳炎のトラブルにつながります．さらに，鼻づまりがあると口呼吸になりやすく，風邪を引きやすくなってしまいます．２歳ぐらいのお子さんでも練習することでちゃんと鼻をかめるようになる場合もあります．

＜正しい鼻のかみ方＞

❶鼻をかむ前に，口から大きく息を吸う．
❷口をしっかり閉じてかむ．
❸片方の鼻を押さえて，もう片方の鼻から「フン」と鼻息で吹くようにして片方ずつかむ．
❹ゆっくり小刻みに少しずつかむ．
❺強くかみすぎない．かみにくいときも，1度に力を入れずに少しずつ．

ポイントは「片方ずつ」「小刻みに少しずつ」「繰り返し」です．

小さいお子さんは鼻息で吹くのがとても苦手です．普段から，ティッシュなど，吹いたら簡単に飛ぶようなものを顔の前に垂らします．そして，まず口で吹く，次に鼻息で吹くという練習をすると上手にできることが多いです．お子さんは鼻から息がでているかどうかわかりにくいので，こうやって息を目に見える形にしてあげると，イメージがつかみやすく鼻をちゃんとかめるようになります．鼻をかめないというお子さんがいたら，ぜひ外来で教えてあげてください．

88002-883 JCOPY

コラム　鼻水吸引

0～3 歳児は鼻をかむことができません．そこで鼻水吸引の出番です．鼻水吸引のために毎日耳鼻科に通院されている方もいます．鼻吸い器の種類については，①スポイト式，②口で吸うタイプ，③電池式，④据え置き型（電動）などがあります．保育園など集団生活されている方には，費用がかかりますが，据え置き型がおすすめです．ネット購入が可能で，病院で扱っている機器と同程度の吸引力があると言われています．さらに，鼻の奥のほうにあるネバネバした鼻水もしっかり吸引できます．このような情報を患者さんに教えてあげるのも大切かと思います．鼻水吸引については鼻水吸引ドットコム（http://www.hanamizukyuin.com/）に詳しい情報がアップされています．

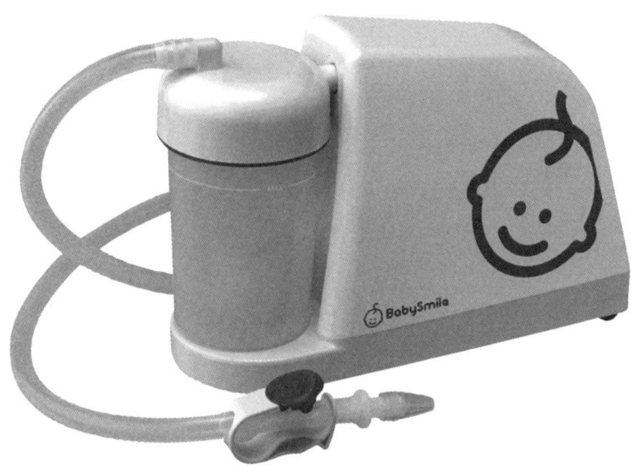

図　据え置き型電動鼻水吸引器
（メルシーポット S-503：シースター株式会社）
10,980 円（税込）　※ 2020 年 12 月現在

咽頭痛

溶連菌迅速検査　陽性

アデノウイルス,
手足口病,
ヘルパンギーナ

歯肉腫脹あり

ひとことMEMO

咽頭痛や口内炎に対して，漢方薬の桔梗湯（ききょうとう）⑬⑧がおすすめです．そのまま内服するよりも，1 包を 50〜100 mL ぐらいのお湯で溶かしてから，氷を入れたりまたは冷蔵庫に入れて冷たくしてください．その後，のどの痛いところにあてながら，うがいしながら飲むと効果的です（がらがらゴックン）．桔梗湯は，甘くて飲みやすいので，子どもにもおすすめです．

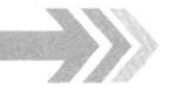

サワシリン

40 mg/kg/日分2～3　10日間（最大1,000 mg/日）

咽頭発赤が強い，発疹がある場合は溶連菌迅速診断が必要です．溶連菌感染症のページ（p68）へ.

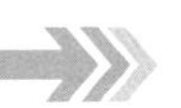

対症療法のみ

咽頭痛が強い，高熱に対しては，アセトアミノフェンの頓服を処方します.

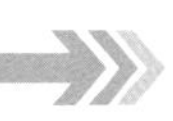

単純ヘルペスウイルスが原因なら

バルトレックス or ゾビラックスの投与

単純ヘルペスウイルス感染症のページ（p58）へ.

ひとことMEMO

咽頭痛で見逃してはいけないのは咽後膿瘍です．初期は咽頭炎とは見分けがつきにくく，進行すると嚥下障害，頸部伸展できない（首を動かすのを嫌がる），頸部腫脹，吸気性喘鳴，開口障害などが認められます．疑わなければ，見つかりにくい疾患で，また急速に呼吸器症状が悪化することがあるので，咽後膿瘍という疾患を知っておくことが大切です.

腹痛

どんなときも

当日便が
まだでていない

ひとことMEMO

腹痛は日常でよくある症状で，多くは便秘または急性胃腸炎が原因です．しかし，一番 pit fall が多い症状です．特に，腸重積（3 歳未満が多い）と虫垂炎（5 歳以上が多い）は必ず鑑別診断してください．他にも，精巣捻転，卵巣捻転，鼡径ヘルニア嵌頓にも注意が必要です．腹部診察に加えて，必ずおむつやパンツを下げてもらって観察することも大切です．

原因検索

急性腹症を見逃さないことが大切です．少しでも疑われたら，小児科専門医や小児外科医に紹介します．

浣腸し必ず観便する

腹痛の原因で一番多いのは便秘症です．毎日排便していても，便秘であることも多いです．

ひとことMEMO

緊急性のない反復性腹痛の場合，まずは小建中湯99を処方して経過をみるのもひとつの方法です．小建中湯99は，シナモンの味がして漢方薬のなかでもとても飲みやすくたいていは飲んでくれます．また，急性胃腸炎などで，しぶりばらで辛いときは，芍薬甘草湯68がとてもよく効きます．西洋薬だけでなく漢方薬もうまく使いこなすと治療の選択が広がります．

コラム 虫垂炎

虫垂炎は小児の緊急開腹手術の原因で最も多い疾患です．子どもの腹痛を診察するときは，以下のAlvarado Scoreを必ずチェックすることが大切です．7点以上（陽性的中率72%）は急性虫垂炎を強く疑い外科医にコンサルトしてください．4〜6点は，否定できないため，画像検査を追加します．3点以下は否定的ですが，非典型例に注意が必要になります．私は，少しでも虫垂炎を疑ったときは必ず血液検査を施行しています．また，簡単な方法として，虫垂炎であれば，右脚でケンケンすると右下腹部に疼痛が誘発されることが多いです．大人に比べて，子どもの虫垂炎は進行が早く，急速に悪化して腹膜炎に発展してしまうこともあります．したがって，虫垂炎を完全に除外診断できないときは，軽症であっても小児外科医に紹介してください．「見落とすよりは診断が外れるほうがまだよい」と考えています．

表　虫垂炎スコア（Alvarado Score）

心窩部から右下腹部への痛みの移動	1点
食欲不振	1点
嘔気嘔吐	1点
右下腹部の圧痛	2点
反跳痛	1点
37.3℃以上	1点
白血球 10,000/μL 以上	2点
好中球分画 75%以上	1点

コラム　腸重積

腸重積の発症年齢は1歳未満の乳児が半数以上を占め，3ヵ月未満，6歳以上では少ないとされています．初めて小児科医として働いた日に，教授から，「小児科医は腸重積を絶対に見逃してはいけない」と言われたのを今もよく覚えています．3主徴は，腹痛・不機嫌，嘔吐，血便ですが，この3つすべてがそろうことは実際には少なく，乳幼児で嘔吐と不機嫌があれば，必ず腸重積の鑑別診断が必要です．浣腸によって，血便がなくても否定できないため，少しでも疑った場合は必ず腸重積の整復のできる総合病院への紹介が必要です．

以下はエビデンスに基づいた小児腸重積症の診療ガイドラインの診断基準です．

表　腸重積の診断基準

A	腹痛ないし不機嫌 血便（浣腸を含む） 腹部腫瘤ないし膨満
B	嘔吐 顔面蒼白 ぐったりとして不活発 ショック状態 腹部X線検査で腸管ガス分布の異常
C	注腸造影，超音波，CT，MRIなどの画像所見で特徴的所見
疑診：「Aから2つ」「Aから1つ+Bから1つ」「Bから3つ以上」のいずれかで疑診． ただし，腹痛や不機嫌が間欠的な場合は，それだけで疑診．	
確診：疑診に加え，さらにCを確認したもの．	

日本小児救急医学会ガイドライン作成委員会編：エビデンスに基づいた小児腸重積症の診療ガイドライン，へるす出版，p18, 2012より転載

頭痛

発熱がある

片頭痛

筋緊張性頭痛

表　頭痛の Red Flags

病歴	身体所見
急性発症 進行性の強い頭痛 これまでに経験したことがない激痛 頭痛で覚醒（頭蓋内圧亢進症状） 嘔吐を伴う発熱　けいれん 外傷の既往	体重減少 高血圧 意識障害 髄膜刺激症状（項部硬直など） 神経学的巣症状 あざなど（虐待）

（小橋孝介：けいれん，失神，頭痛．Happy! こどものみかた 2 版（笠井正志他編）．日本医事新報社，2018，p201 より改変のうえ引用）

頭痛があっても，神経学的異常所見がなく，日常生活を普通にできていればそれほど心配はありません．しかし左下のRed Flagsがあるときは要注意です．

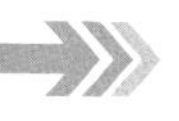

感染症に伴うものとして
アセトアミノフェン

10 mg/kg/回（最大500 mg/回）

嘔吐を伴う場合は，髄膜刺激症状に注意します．中耳炎や副鼻腔炎の鑑別診断が必要です．

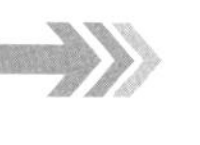

アセトアミノフェン or イブプロフェン

5 mg/kg/回（最大200 mg/回）

前兆や嘔吐を伴い，多くは片側性，拍動性です．家族歴を認めることもあります．五苓散(ごれいさん)⑰もおすすめです．トリプタン系製剤は，小児に保険適用がありません．

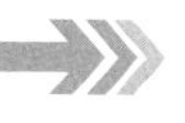

アセトアミノフェン or イブプロフェン

多くは両側性，圧迫感，締めつけ感（非拍動性）があります．柴胡桂枝湯(さいこけいしとう)⑩もおすすめです．

ひとことMEMO

西洋薬が無効な場合は，五苓散(ごれいさん)⑰や柴胡桂枝湯(さいこけいしとう)⑩を試してみてください．生活習慣の改善，十分な睡眠，適度な運動は大切で，スマホやタブレットの過剰使用は控えるように指導します．さらに，糖質の取り過ぎは，血糖値の急上昇，急降下をおこし，頭痛を悪化させます．また，姿勢の悪さも頭痛の原因になります．

下肢痛

診察時にも跛行あり

診察時は元気で
走り回る

点状出血あり

ひとこと MEMO

「成長痛」は，3 歳から小学校低学年に多く見られます．夕から夜にかけておこり，翌朝には痛みが消失しています．診察で，下肢に腫れや圧痛もありません．痛みの部位は膝～足首が多く，強さには個人差があります．原因は不明で，特別な治療法もありません．患部をさすったり，親が抱っこしたりすることで痛みが治まることが多いようです．

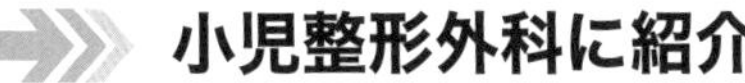

小児整形外科に紹介

最も頻度が高いのは，単純性股関節炎です．他にペルテス病，骨端症などもあります．

成長痛である可能性が高い

母親が痛いところをさするなど，かまってあげることが大切です．しかし，同一部位に痛みが限局する場合は再診をすすめ，さらに精査の必要があります．

血液検査が必要

血小板数が正常ならアレルギー性紫斑病の可能性が高く，腹痛を合併している場合は，入院加療が必要です．

ひとことMEMO

下肢痛では，若年性関節リウマチ，骨肉腫や白血病などの悪性腫瘍は必ず鑑別診断する必要があります．以下のような症状がある場合は，要注意です．①毎回同部位が痛い，②痛みが悪化していく，③発赤または腫脹がある，④痛みが8時間以上持続する，⑤跛行がある，また乳幼児では歩こうとしない，ハイハイをしない，⑥小学校高学年以上．

胸痛

日常生活に
差しさわりのない胸痛

先天性心疾患や川崎病の
既往がある場合，運動時の胸痛

咳がひどい場合，
呼吸困難あり

ひとことMEMO

好発年齢は11〜14歳で思春期の時期に多いと言われています．原因は，特発性（器質的疾患がないもの）や心因性が60〜80%，筋骨格系20%でほとんどが緊急性はありません．内科ではまず心疾患を考えますが，小児の胸痛が心疾患である確率は非常に少ないです．特発性胸痛は，安静時でも運動時でもおこり，持続時間は数秒から数分と短時間です．

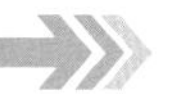

特発性胸痛として経過観察

必要であればアセトアミノフェンの頓服を処方します.

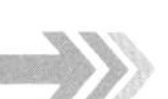

心臓が原因のことがあるので，要注意

必要なら小児循環器医に紹介してください.

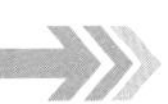

胸部 X 線

気管支喘息，肺炎，気胸に注意します.

表　胸痛で心疾患の可能性が高くなるポイント

先天性心疾患の既往
労作に伴う失神，胸痛
過凝固状態，高コレステロール血症
家族歴：1 親等以内の突然死や心筋症，QT 延長症候群や Brugata 症候群などの遺伝性不整脈
植込み型除細動器
膠原病
コカインや麻薬の使用

（笠井正志他編：HAPPY！こどものみかた 2 版．日本医事新報社，2018，p164 より転載）

コラム　死の合図に該当

小児を診察する際に，決して見逃してはいけないのは，以下の「死の合図に該当」する疾患です．

- し 心筋炎，心筋症
- の 脳炎　脳症　脳腫瘍
- あ アッペ（急性虫垂炎）
- い イレウス（腸重積　内ヘルニア嵌頓）
- ず 髄膜炎
- に 妊娠
- がい 急性喉頭蓋炎
- とう 糖尿病

頻度は少ないのですが，これらの重篤な疾患を常に念頭において鑑別診断する必要があります．そのためには，疾患について知識が十分であること，保護者の訴えを丁寧に聞くこと，どんなに忙しくても落ち着いて診察することが大切です．思いこみや先入観も要注意です．例えば，ウイルス性胃腸炎が大流行しているときには，嘔吐のお子さんはすべてそう見えてしまいますが，実は心筋炎であったということもあります（具体例は右ページを参照してください）．さらに，診察する私たち医療従事者自身の健康も大切です．疲れていると，どうしても見落としてしまうことがあります．医師は自分の健康にも気づかい，さらに日々勉強を続ける，目の前の患者さんと真剣に向き合う，つい忘れてしまいがちですが，いつも心がけておきたいと思っています．

コラム　ヒヤっとした症例

私が実際に経験した症例をご紹介します．

①8 歳女児：主訴は嘔吐と腹痛で，外来での点滴で軽快せず入院加療となりました．翌日に心音がギャロップリズムとなり，心筋炎が原因でした．

②4 歳女児：発熱にて他院で扁桃炎として抗菌薬を処方されていましたが，軽快せず来院されました．腹部診察で腫瘤を認め，最終診断はウイルムス腫瘍でした．

③8 歳女児：主訴は嘔吐と腹痛で，点滴治療にてやや軽快したため帰宅されました．しかし，翌日腹痛が悪化し，筋性防御を認めたため，小児外科に紹介したところ総胆管拡張症でした．

④15 歳女児：高熱でインフルエンザの流行時期に来院され，迅速検査は陰性でしたが，臨床症状よりインフルエンザと診断しました．抗インフルエンザ薬を処方しましたが軽快せず，血液検査をしたところ，WBC17,500　CRP11.4 でした．結局，感染性心内膜炎が原因でした．基礎疾患は二尖大動脈弁による大動脈弁逆流症でしたが，肥満も高度で，心雑音は聴取できませんでした．

⑤1 歳女児：発熱初日で来院されたため，普段なら経過観察をしますが，何となく顔色が悪い，お母さんがいつもと違うという訴えがあったため血液検査をしたところ，WBC15,300　CRP10.6 でした．最終的に心外膜炎で大量の心のう液の貯留認めたとのことで，1 日遅れていたら命にかかわった可能性があるとのことでした．

頸部痛

首を傾けている

耳下腺腫脹あり

頭痛，嘔吐あり

ひとことMEMO

寝違えと鑑別診断が必要なのは，環軸椎回旋性亜脱臼です．急に首の痛みを訴え，斜頸を呈し，首をほとんど動かせなくなります．ほんの些細なことでおこり，多くは原因不明で，10%ほどは扁桃炎などに関連します．安静と鎮痛薬で軽快しますが，数日たっても軽快しないときは注意が必要です．重症例もありますので，早期発見が大切です．

寝違え

子どもでも寝違えをおこすことはよくあります．痛みがひどい時は頓服でアセトアミノフェンを処方します．

おたふくかぜ or 反復性耳下腺炎

おたふくかぜのページ（p64）を参照してください．

無菌性髄膜炎の可能性あり

髄膜刺激症状がある場合は，入院加療が必要となります．

ひとことMEMO

上記以外にも扁桃炎やう歯による頸部リンパ節炎が原因のこともあります．また，子どもは咽頭痛を首が痛いと訴えることもありますので，よく話を聞いて，全身を診察してください．リンパ節の腫脹は，首にぐりぐりがあるという訴えで相談されることがあります．大抵は問題ありませんが，増大傾向にあるものは悪性疾患を鑑別する必要があります．

けいれん

どんなときも

5 分以上続いている

ルートがとれない

ひとことMEMO

上記でも，軽快しないときは，救急車で小児科専門医のいる総合病院へ搬送してください．小児のけいれん発作は，5～10 分以内に自然に軽快することが多いのですが，それ以上続くと治療をしないと 30 分以上持続する可能性があります．その場合は脳障害のリスクがありますので，5 分以上けいれんしている場合は，できるだけ早く治療を開始してください．

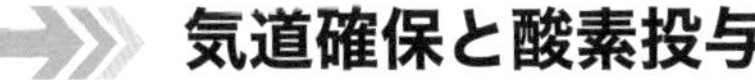

気道確保と酸素投与

けいれんは突然おこります．ほとんどは単純型熱性けいれんで自然に止痙しますが，そうでない場合もあるので，外来に準備をしておくことも大切です．

ルート確保し

ドルミカム 5 倍希釈

1A 2 mL（10 mg）を生食 8 mL で希釈し
0.15 mL/kg を 1 mL/分でゆっくり静注

ダイアップ坐剤 0.4〜0.5 mg/kg 挿肛

効果発現には 15〜20 分かかると言われていますが，ドルミカムが手元にないときに．

or ドルミカム 0.04 mL/kg を分割して点鼻

適応外使用ですが，ルートがとれないときの緊急投与として効果が高いと言われています．静注より早くけいれんを止めるとも言われています．

ひとことMEMO

子どものけいれんの場合，低血糖が原因であるかどうか必ずチェックしてください．低血糖は成人では 54 mg/dL 以下，小児は通常 45 mg/dL 以下と言われていますが，70 mg/dL 以下は要注意です．意識があれば，ブドウ糖を内服させてください．意識がないときは，ルート確保して，20%ブドウ糖を 1〜2 mL/kg を静注します．

アナフィラキシー

診断がついたらできるだけ早く

ひとことMEMO

アナフィラキシーは治療が遅れると命にかかわる危険性があるため，いかに早くアドレナリン筋注を行うかが大切です．抗ヒスタミン薬は，皮膚症状，鼻，眼症状を緩和しますが，呼吸器症状には無効です．またステロイド薬は，効果発現に数時間かかります．二相性アナフィラキシーを予防する可能性はありますが，効果は立証されていません．

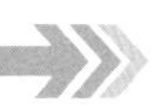

アドレナリン 0.01 mg/kg

大腿部外側に筋肉注射（最大 0.3 mg/回）

効果不十分なら 10～15 分毎に追加投与可能です．仰向けにして下肢挙上，ルート確保，バイタルサインの確認も行います．症状が軽快しても二相性アナフィラキシーの可能性もあるので入院をおすすめします．

ひとことMEMO

アナフィラキシーの既往を有する児童は，小学生 0.6%，中学生 0.4%，高校生 0.3%と言われています．最も多くみられる誘因は，食物，刺咬昆虫（ハチ，蛾）の毒，薬剤と言われていますが，原因がはっきりしない場合もあります．発症後は原因の究明や再発予防のために，必ずアレルギー専門医へ紹介し，エピペンの導入を考慮する必要があります．

コラム　アナフィラキシー

アナフィラキシーとは，「アレルゲン等の侵入により，複数臓器に全身性にアレルギー症状が惹起され，生命に危険を与える過敏反応」を言います．以下に具体的な重症度分類を示します．アナフィラキシーとは，グレード3の症状を含む複数臓器の症状，グレード2以上の症状が複数ある場合です．グレード1が複数あるのみではアナフィラキシーと判断しませんが，症状の進行が急激な場合や過去に重篤なアナフィラキシーの既往がある場合はアドレナリン投与を行って下さい．

	グレード1（軽症）	グレード2（中等症）	グレード3（重症）
皮膚・粘膜症状	部分的（紅斑・じんましん） 軽い掻痒	全身性（紅斑・じんましん） 強い掻痒(自制外) 顔全体の腫れ	
消化器症状	口・のどのかゆみ 軽い腹痛 単回の嘔吐下痢	咽頭痛 腹痛（自制内） 複数回の嘔吐下痢	強い腹痛(自制外) 繰り返す嘔吐 便失禁
呼吸器症状	間欠的咳嗽 鼻汁　鼻閉 くしゃみ	断続的な咳嗽 軽い息苦しさ 聴診上の喘鳴	明らかな喘鳴 呼吸困難 $SpO_2$92%以下 嗄声，嚥下困難
循環器症状		頻脈 血圧軽度低下 蒼白	不整脈 血圧低下 徐脈
神経症状	元気がない	眠気 軽度頭痛 恐怖感	ぐったり 不穏 失禁 意識消失

血圧低下　1歳未満＜70mmHg　1～10歳＜【70mmHg＋(2×年齢)】　11歳～成人＜90mmHg
血圧軽度低下　1歳未満＜80mmHg　1～10歳＜【80mmHg＋(2×年齢)】　11歳～成人＜100mmHg
(日本アレルギー学会：アナフィラキシーガイドライン．日本アレルギー学会，2014，p12より改変のうえ引用)

コラム 食物アレルギー

食物アレルギーの有病率は，乳児の 10%，幼児の 5%，学童期以上の 1～3%と言われています．発症は即時型が最も多く，これ以外にも新生児期に発症する消化器症状型や，乳児期に発症するアトピー性皮膚炎型，学童期から成人期以降に多い口腔アレルギー症候群，食物依存性運動誘発アナフィラキシーの 5 つに分類されています．原因食物としては，乳幼児期では卵，牛乳，小麦が代表的で，学童期以降になると，甲殻類，果物類，魚類などが多くなってきます．口腔アレルギー症候群は特定の植物の花粉症と関連があると言われています．大切なことは，特異的 IgE 陽性イコール除去食ではないということです．目標は「必要最小限の除去」で，特異的 IgE の結果だけで，診断すると過剰な除去になってしまいます．特異的 IgE の値が高いほど症状が出る可能性は高いですが，症状がでるかどうか，食べてみないとわかりません．また，乳児期の湿疹のコントロールが悪いと，多くの項目で特異的 IgE は高値を示す傾向にあります．食物アレルギーの診断のゴールデンスタンダードは食物経口負荷試験です．安易に「念のために除去しましょう」という指導はせず，食物アレルギーの診断，除去食の指導については，必ず専門医にご相談ください．

インフルエンザ

内服

吸入

内服・吸入不可能な重症例

ひとことMEMO

抗インフルエンザ薬は，いずれも発症48時間以内の投与が必要です．ゾフルーザは，日本小児科学会から「12歳未満の小児に対しての積極的な投与を推奨しない」と提言され，ほとんど処方されていません．2019年10月にイナビルのネブライザータイプが発売されましたが，10〜15分もかかるため，吸入を嫌がる場合は不適です．

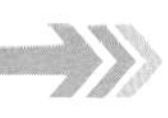

タミフル ×5日間

1歳未満6 mg/kg/日分2
1歳以上4 mg/kg/日分2（最大150 mg/日）
37.5 kg以上は2 cap分2

小さいお子さんはリレンザやイナビルを十分に吸入できません．そこで，6歳未満はタミフルをおすすめします。

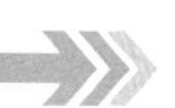

リレンザ

1回10 mg(2ブリスター)を1日2回, 5日間

or イナビル吸入粉末剤

10歳未満20 mg(2吸入)　10歳以上40 mg(4吸入)

or イナビル吸入懸濁用

160 mgのネブライザー吸入

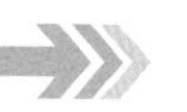

ラピアクタ

点滴(点滴静注液バッグ300 mg・バイヤル150 mg)

小児は10 mg/kg（最大600 mg）を15分以上かけて点滴します．

ひとことMEMO

インフルエンザ迅速検査は，発症12時間以内では感度が下がります．陰性でも，そうではないとは言い切れません．したがって，臨床症状や周囲の流行状況をふまえて総合的に診断することが大切です．解熱薬を処方する場合は，アセトアミノフェンです．アスピリンはライ症候群の，ボルタレン，ポンタールは脳症のリスクを高めるため禁忌です．

インフルエンザの漢方薬治療

熱がでてすぐ（まだ汗をかいていない）

汗をかいたあと

解熱したが，いつまでも食欲がない，微熱が続く

ひとことMEMO

漢方薬は発熱の原因が違っても，処方は同じです．もちろん西洋薬との併用もOKです．抗インフルエンザ薬を処方したのに，なかなか解熱しない，症状が辛いときに併用します．また，いつまでも食欲がもどらない，元気がないときは補中益気湯(41)の出番です．このように，漢方薬は本人の症状の辛さを軽減し回復を早める効果があります．

麻黄湯㉗

発症して 12 時間以内で，インフルエンザ迅速キット検査がまだできないときでも処方できます．

柴胡桂枝湯⑩

麻黄湯㉗でいったん解熱したが，その後熱が上がり下がりするときに，抗インフルエンザ薬を投与してもすっきりしない場合に．

補中益気湯㊶

経過が長引いているときに．

ひとことMEMO

補中益気湯㊶を飲んでいると風邪をひきにくく，インフルエンザの予防にもよいと言われています．受験生の風邪予防について相談されることがよくあります．そんなときは，インフルエンザワクチンの接種に加えて，補中益気湯㊶の内服をおすすめしています．この薬は身体を元気にしてくれるだけでなく，やる気をアップする作用もあります．

コラム　インフルエンザ

①出席停止期間

出席停止期間は，発症したあと5日を経過し，かつ，解熱した後2日を経過するまで（ただし，保育所や幼稚園に通う幼児は「解熱した後3日を経過するまで」）です．

そして，発熱した日は1日目でなく0日と数えて，発熱した翌日が1日となります．

さらに，発症日（当日0日目）は，病院に受診した日ではなく，インフルエンザ症状（38度程度の発熱等）が始まった日のことです．

「発症してから5日たってから出席できる」とは，例えば，日曜日に発熱したら土曜日から出席可能です．

日	月	火	水	木	金	土
発熱	←	発症後5日間			→	出席可能

図　インフルエンザ出席停止期間の基準
（発症後5日間の場合）

「熱がさがって3日たつ（小学生未満）」までとは，月曜日に解熱したら金曜日から登園可能です．

日	月	火	水	木	金	土
	解熱	1日目	2日目	3日目	出席可能	

図　インフルエンザ出席停止期間の基準
（解熱後3日間の場合）

②検体の採取方法

a. 鼻腔ぬぐい液：これが一番一般的ですが，採取時に痛みがあり，多くの小児は嫌がります．

b. 咽頭ぬぐい液：鼻腔ぬぐい液より検出率は低くなります．

c. 鼻汁鼻かみ法：鼻をかむことが可能で，しっかり鼻汁を採取できる場合は，鼻をかんでもらって鼻汁から検体を採取できます．感度がやや低くなりますが，年長児で上記の採取方法では大暴れして不可能な場合には適しています．

③インフルエンザワクチン

インフルエンザの予防，または罹患しても重症化しないために，ワクチンがあります．発症してすぐに抗インフルエンザ薬を服用しても脳炎の予防にはなりません．あくまでもインフルエンザの予防対策はワクチンです．保育園や幼稚園，学校などの集団生活をしている場合は特に接種をおすすめします．

ワクチン投与量は生後6ヵ月～3歳未満0.25 mL/回，3歳以上0.5 mL/回です．

アデノウイルス感染症

扁桃に白苔あり

眼脂が多い

嘔吐下痢あり

ひとこと MEMO

アデノウイルスには 50 種類もの型があり，多彩な症状をおこしますが，有効な治療法はありません．高熱が 4〜5 日続くことも多いのですが，診断することによって，原因がわかり保護者も安心されます．学校保健法で出席停止は，咽頭結膜熱と流行性角結膜炎です．どちらも，主要症状（発熱，眼症状）が軽快して 2 日経過する必要があります．

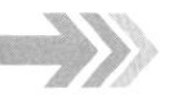

アデノウイルス咽頭炎

高熱が 4～5 日続きますが，抗菌薬は無効で，対症療法で経過観察します．

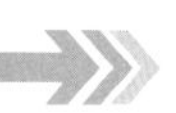

流行性角結膜炎
or 咽頭結膜熱（高熱を伴う）

感染力が非常に強く，どちらも出席停止となります．

アズレン点眼薬 1 回 1～2 滴　1 日 3～5 回

充血が強い場合はステロイド点眼薬を処方することもあります．しかし，小児に対する安全性は未確立で，特に 2 歳未満には慎重投与です．

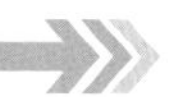

感染性胃腸炎に準ずる治療

感染性胃腸炎のページ（p76，78）へ．

ひとこと MEMO

アデノウイルスに対する漢方薬治療として，扁桃白苔が強い場合は小柴胡湯加桔梗石膏(しょうさいことうかききょうせっこう)(109)です．これは，咽の痛みも軽減し抗炎症作用もあります．眼症状がひどく眼周囲の腫脹がある場合や，アデノイド腫脹による鼻閉を強く訴える場合は越婢加朮湯(えっぴかじゅつとう)(28)が有効です．これは腫れて浮腫んでいる状態に有効な薬で，頓服で処方し即効性もあります．

RS ウイルス感染症

生後 6 ヵ月未満

生後 6 ヵ月以上

ひとことMEMO

RSウイルスは，2歳までにほとんどの子どもがかかりますが，十分に免疫ができないので何度も罹患します．冬季に流行するといわれていましたが，最近では夏にも流行が見られます．RS ウイルスを疑う基準として，生後 3 ヵ月未満で鼻汁が多い場合,「鼻水でおぼれそう」という母親の訴えがあります．また 1 歳未満で呼気性喘鳴と発熱を認めた場合です．

小児科専門医へ紹介

細気管支炎や無呼吸発作のリスクが高く急変することもあります。特に生後 3 ヵ月未満は入院加療のうえ、経過観察をしたほうが安心です。迅速検査の保険適用は 1 歳未満だけです。

鼻吸引

and **メプチン吸入液** 0.3 mL＋生食 2 mL

and **ムコダイン＋メプチン** 分 3

夜間睡眠，哺乳量，水分摂取が良好であれば外来で観察しますが，酸素飽和度 94%以下は入院加療をすすめます．

ひとことMEMO

RS ウイルスは急速に悪化することがある疾患です．外来受診時に元気であっても，夜間に悪化することもあります．1 歳未満の場合は毎日診察するなど，きめ細かい follow が大切です．1 歳以上でも，高熱が続き，呼吸困難になることもあります．重症化のリスクは，生後 3 ヵ月未満，未熟児（在胎 32 週以下），先天性心疾患，慢性肺疾患などです．

ヒトメタニューモ
ウイルス感染症

外来では

水分摂取不良で
酸素飽和度 94%以下

ひとことMEMO

RS ウイルスとよく似た症状ですが，時期は 3〜6 月の春に流行し，また好発年齢は 2〜4 歳で RS ウイルスよりやや年長の傾向にあります．春に，4〜5 日続く高熱，咳，喘鳴があれば疑います．RS ウイルスと同様に治療法はなく対症療法です．ただ，診断することによって，今後の見通しがつき，また保護者も原因がわかって安心されることが多いです．

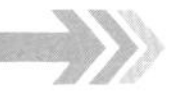

鼻吸引

and **メプチン吸入液** ＋生食 2 mL

and **ムコダイン＋メプチン** 分 3

迅速検査で診断しますが，保険適用は 6 歳未満だけです．

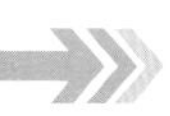

入院加療が必要

他にも熱が 4 日以上続くときは，肺炎や中耳炎を合併している可能性があり，血液検査や胸部 X 線が必要になります．細菌感染の合併があるときは，抗菌薬の投与が必要です．

ひとこと MEMO

呼吸器感染症のうち，小児では 5〜15%，大人では 2〜4% がヒトメタニューモウイルスが原因といわれています．生後 6 ヵ月頃から初感染が始まり，2 歳までに 50%，5 歳までに 75%，10 歳までに全員が一度は感染し，また何度も罹患することがあります．RS ウイルスの重症例が 6 ヵ月以下の乳児に多いのに対し，こちらは 1 歳以上の幼児に多い傾向です．

単純ヘルペスウイルス感染症

口唇ヘルペスのみ

口腔内の水疱がひどく歯肉腫脹出血もあり

経口摂取不良で脱水あり

表　単純ヘルペスに対する抗ウイルス薬

アシクロビル	ゾビラックス：顆粒，錠 アシクロビル： シロップ，DS，顆粒，錠	80 mg/kg/日分 4 （最大 800 mg/日） 成人200 mg錠剤5錠分5
	点滴 250 mg/V	5 mg/kg を 1 日 3 回， 1 時間以上かけて投与
バラシクロビル	バルトレックス： 顆粒，錠 バラシクロビル： 顆粒，錠	10 kg 未満 75 mg/kg/日分 3 10 kg 以上 50 mg/kg/日分 2 （最大 1,000 mg/日） 成人 2 錠分 2

ゾビラックス軟膏塗布

眼周囲にヘルペスが出た場合は眼軟膏もありますが，ヘルペス角膜炎の合併があるので早めに眼科に紹介してください．

ゾビラックス or バルトレックスの内服

バルトレックスのほうが内服回数が少ないのですが，味がとても苦く飲みにくいです．処方の際はその旨をしっかり保護者の方に説明することも大切です．用量は下表を参照．

輸液＋ゾビラックスの点滴

乳幼児の場合，経口摂取不良で脱水をきたしやすいので入院加療のほうがよい場合もあります．

ひとことMEMO

アトピー性皮膚炎のある子どもが単純ヘルペスウイルスに感染すると，カポジ水痘様発疹症に至ることがあります．水疱，びらん，痂皮形成というさまざまな皮膚症状が混在し，重症化しやすいです．そのため，入院のうえゾビラックスの点滴が望ましいです．黄色ブドウ球菌による２次感染をおこすことも多いため，抗菌薬投与の併用も必要です．

水痘

抗ウイルス薬として

皮膚症状に対して

痒みが強い

ひとこと MEMO

2014年10月から1〜3歳未満児に水痘ワクチンが定期接種となりました．2回接種が必要で，これによって，水痘は激減しています．また，50歳以上の方には，帯状疱疹予防として，水痘ワクチンを接種することもできます．帯状疱疹の場合，ゾビラックス，バルトレックスの処方量は水痘と同量です．

ゾビラックス

80 mg/kg/日分 4×5 日（最大 3,200 mg/日）

錠剤は水痘に保険適用はありません．

or バルトレックス

75 mg/kg/日分 3×5 日（最大 3,000 mg/日）

錠剤は 40 kg 以上の場合（バルトレックス 6 錠分 3）．
健康な小児に対しては，必ずしも抗ウイルス薬を必要としません．

フェノール・亜鉛華リニメント 塗布

ただしびらん皮膚や粘膜には禁忌です．

抗アレルギー薬の内服（p100 参照）

水痘疹を掻きむしると，細菌の 2 次感染がおこります．できるだけ掻きむしらないように指導することも大切です．

ひとことMEMO

水痘患者と接触し，72 時間以内に水痘ワクチンを接種すると多くは予防できます．また，潜伏期にゾビラックスを投与し発症阻止できる場合もありますが，評価は確立されていません（曝露後 7 日目からゾビラックス 80 mg/kg/日分 4×7 日間）．また，ワクチン未接種，未罹患の小児が帯状疱疹の患者と接触し感染すると水痘を発症します．

手足口病・ヘルパンギーナ

のどが痛くて辛い場合

漢方薬なら

水分摂取不良で尿量低下

ひとこと MEMO

口蓋咽頭に水疱があるのはヘルパンギーナ，さらに手掌，足底にも水疱性丘疹があれば手足口病と考えます．コクサッキーウイルス，エンテロウイルスなどウイルスの型がいくつかありますので，何度もかかる場合があります．どちらも無菌性髄膜炎を合併することがありますので，頭痛，嘔吐，不機嫌でぐったりしているときは要注意です．

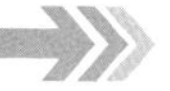

アセトアミノフェン 10 mg/kg/回 頓服

のどの痛みを刺激しないものを摂取するようにすすめます.

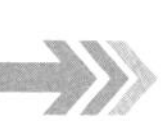

桔梗湯(ききょうとう) 138 うがい

桔梗湯(ききょうとう) 138 をお湯で溶かして，冷やして少しずつ飲む，またはうがいしてのどの痛いところにあたるようにして飲むと痛みは軽減します.

輸液

まったく食べないという保護者の訴えがあっても，診察や点滴を嫌がり泣きわめく元気があれば点滴は不要のことが多いです.

ひとこと MEMO

コクサッキー A6 による手足口病は，手足だけでなく臀部や体幹に多数の水疱ができ，カポジ水痘様発疹症と鑑別がつきにくいこともあります．また 1 ヵ月後に爪の表面がはがれることもあります．爪がはがれるという主訴で来院された場合，1 ヵ月前に手足口病に罹患したかどうか確認してみてください.

おたふくかぜ

耳下腺の痛みが強いとき

診断がついたら

予防には

ひとことMEMO

耳下腺が腫脹してもおたふくかぜではないこともあります．特に反復性耳下腺炎との鑑別が必要になります．おたふくかぜは，耳下腺の腫脹が2〜3日以上持続し，両側が腫脹することが多いのに対して，反復性耳下腺炎はたいてい片側だけで腫脹はすぐに軽快します．確定診断には罹患後1ヵ月以上あけてムンプスIgGを調べます．

アセトアミノフェン 10 mg/kg/回 頓服

おたふくかぜに有効な治療法はありません.

耳下腺腫脹が発現してから 5 日を経過し，全身状態が良好になるまで出席停止

おたふくかぜワクチン の 2 回接種が必要

一般的には，1 歳になったらすぐ，2 回目は年長さんで.

ひとことMEMO

合併症として無菌性髄膜炎，精巣炎，卵巣炎がありますが，一番問題なのは難聴です．1,000 人に 1 人の割合で難聴を引き起こし，治療法がありません．1 歳になったら，麻疹風疹ワクチン，水痘ワクチンとともにおたふくかぜワクチンの接種を必ずおすすめしています．しかし，2020 年 12 月現在，おたふくかぜワクチンはまだ任意接種です.

伝染性紅斑

ほほが赤い

痒みがある

関節が痛い

ひとことMEMO

伝染性紅斑はヒトパルボウイルスB19による感染症で，顔面にはリンゴのような紅斑が，四肢にはレース様に紅い発疹がでます．成人の場合は，頬の紅斑は少なく，風疹様であったり，関節炎症状だけのこともあります．感染7～11日後に風邪症状となり，その7日後に発疹がでます．この風邪症状のときに感染力が強いです．

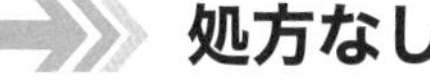

処方なし

すでに感染力はなく，本人が元気であれば登園可能です．

抗アレルギー薬の内服（p100 参照）and レスタミン軟膏 の塗布

いったん消えた頬の紅斑が，日焼けなどによって再び出現することもあります．1 週間ぐらいは，日焼けは避けるように説明します．

アセトアミノフェン 10 mg/kg/回 頓服

成人が伝染性紅斑に罹患すると，数ヵ月にわたってリウマチに似た関節痛がみられることがあります．

ひとこと MEMO

リンゴ病の合併症として，関節炎の他にも血小板減少性紫斑病，まれに無菌性髄膜炎があります．妊婦が感染すると，胎児水腫や流産，死産の原因になることがありますので，産科の先生に相談するように説明します．胎児水腫の危険性は妊娠 12〜28 週に高いといわれていますが，妊娠全経過中も注意が必要です．

溶連菌感染症

溶連菌と診断したら

痒みのある発疹あり

ひとことMEMO

咽頭炎，扁桃炎の原因のほとんどがウイルスで，溶連菌感染症が占める割合は 10〜20％と言われています．ウイルスが原因であるものは，抗菌薬は不要ですが，これは唯一抗菌薬投与が必要になるため，見逃さないように注意が必要です．また，小児の 5〜20％位が溶連菌の健康保菌者と言われます．この場合は，症状はなく，治療の必要はありません．

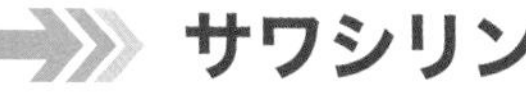

サワシリン

40 mg/kg/日分 2〜3（最大量 1,000 mg）×10 日

抗菌薬投与から 24 時間経て全身状態がよければ，登園（校）可能です．しかし，合計 10 日間内服して完全に除菌する必要があります．

抗アレルギー薬の内服（p100 参照）and レスタミン軟膏 塗布

最初から発疹があることもありますが，抗菌薬治療で発疹が強くなることがあります．また，発症 10 日前後に菌体成分に対する遅延型皮膚反応が出現することもあります．

ひとこと MEMO

溶連菌感染症の合併症として，リウマチ熱や急性糸球体腎炎が有名ですが，最近ではほとんどありません．また，現在は 2 週間後に急性腎炎フォローのための尿検査はあまりされていません．まれな合併症ですが，溶連菌感染後に，チックや強迫性神経障害をおこす PANDAS（溶連菌感染性小児自己免疫精神神経障害）というのもあります．

百日咳

四種混合ワクチン未接種の乳幼児

学童期以降の百日咳

ひとことMEMO

「昼間は元気だが，夜間咳がひどく何度も起きる」と言う訴えがあれば百日咳を疑います．百日咳は全数把握疾患となったので，確定診断例については，7日以内に保健所に届ける必要があります．また，四種混合ワクチンの接種率は良好ですが，効果は5～6歳で低下します．そのため現在任意接種で年長さんに三種混合ワクチン接種が勧奨されています．

小児科専門医へ

特有のスタッカート様咳嗽と whoop が特徴的です（コンコンコンコンコン　ヒュー）．生後 6 ヵ月未満の乳児では無呼吸発作をおこすことがあるので要注意です．

クラリス

10〜15 mg/kg/日分 2〜3×7 日間（最大 400 mg/日）

ほとんどが四種混合ワクチンを接種しているので，特有の症状がなく診断は困難です．確定診断まで時間を要するので，臨床診断で治療を開始します．

表　百日咳の診断基準

発症 2 週間以内	百日咳培養検査（後鼻腔ぬぐい液，すでに抗菌薬を投与された場合は適応不可）
発症 4 週間以内	百日咳 LAMP 法（後鼻腔ぬぐい液，最短 3 日で結果判明）
発症 2〜4 週	PT-IgA または IgM 11.5 以上
発症から 4 週間以上	PT-IgG　ワクチン未接種では 10 EU/mL 以上 ワクチン接種例　単血清 100 EU/mL 以上 or 対血清　2 倍以上 （対血清の場合，診断が確定するのに 2，3 週間必要）

マイコプラズマ感染症

ファーストチョイス

上記投与で
48時間後に解熱しない

さらに48時間
解熱しない

ひとことMEMO

4歳以上で，昼夜を問わず咳嗽がひどく，胸部X線で肺炎像がある場合に疑われます．マイコプラズマ迅速キットで診断できますが，感度は60%ぐらいと言われています．マイコプラズマ核酸同定検査（LAMP法）が推奨されていますが，結果は後日になります．血液検査では，WBCは正常ですが，CRPが上昇していることが多いです．

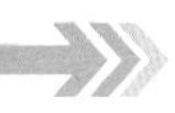

クラリス

10〜15 mg/kg/日分 2〜3（最大 400 mg/日）

マイコプラズマに感染して肺炎になるのは，感染者の 3〜5%程度です．とくに幼児〜学童が肺炎をおこしやすく，何度でも感染する可能性があります．

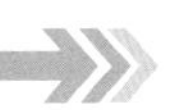

8 歳未満 オゼックス

12 mg/kg/日分 2（最大 360 mg/日）

8 歳以上 ミノマイシン

4 mg/kg/日分 2（最大 200 mg/日）

8 歳未満の小児へのミノマイシンなどのテトラサイクリン系抗菌薬の投与は，歯牙の黄染がおこることがあるため原則禁忌です．

LDH 480 IU/L 以上を目安にステロイド治療が必要なので入院を考慮

重篤な肺炎症例は，患者側の過剰な免疫反応が主体で，ステロイドの投与が有効です．ただし，安易なステロイド投与は控えるべきとされています．

ひとことMEMO

クラリスのドライシロップは苦くて非常に飲みにくいので，しっかり服薬指導することが大切です．クラリス錠 50 小児用は小さく飲みやすいので服薬コンプライアンスが上がります．6 歳以上であれば錠剤が飲めるかどうか実際に外来で確認してみて，飲めるなら錠剤を処方することをおすすめします．

コラム 迅速診断

小児の急性疾患の迅速診断として以下の検査ができます．何も考えずに，発熱というだけで，すべての検査をするのはナンセンスで，それぞれ疾患を疑うポイントがあります．また保険適用に年齢制限があるものがあるので注意が必要です．

咽頭や鼻腔では

インフルエンザ，アデノウイルス，RS ウイルス（1 歳未満），ヒトメタニューモウイルス（6 歳未満），マイコプラズマ，溶連菌感染症などです．

便では

ノロウイルス（3 歳未満），アデノウイルス，ロタウイルスなどがあります．

また 2 種類同時に検査できるものとして，RS-アデノウイルス，RS-インフルエンザ，便では，ロタ-アデノウイルスのキットもあります．また，メーカーによっては，採取した検体で 3 種類まで検査できるものもあり，何回も検体採取しなくてもよいので便利です．

迅速キットその①

咽頭発赤が強い→溶連菌，アデノウイルス

冬の流行期の高熱→インフルエンザ

迅速キットその②（咳が主症状）

1 歳未満で咳鼻水がひどく喘鳴あり

→RS ウイルス（保険適用は 1 歳未満）

3〜6 月の喘鳴と高熱
→ヒトメタニューモウイルス（保険適用は 6 歳未満）
5 歳以上で咳がひどい→マイコプラズマ
（ただし，RS ウイルス，ヒトメタニューモウイルス，インフルエンザウイルスの 3 種類の迅速診断をした場合は 2 種類だけしか算定できません）

迅速キットその③（便）

ウイルス性胃腸炎の場合は診断がつかなくても治療方針に影響がないので，検査はそれほど重要ではありません．特徴的なウイルス性胃腸炎の場合，便が白っぽく，強烈な特有の匂いがするので，検査しなくても診断できることも多いです．また，ある程度季節や周囲の流行状況で判断できることもあります．血便がある場合は細菌性胃腸炎であることが多いため便培養をオーダーします．
冬（11〜2 月）→ノロウイルス（3 歳未満のみ保険適用）
春（3〜4 月）→ロタウイルス
1 年中→アデノウイルス

感染性胃腸炎：嘔吐

嘔吐後便がでていない

軽度の脱水

元気がない

ひとこと MEMO

脱水の水分補正には経口補水液（ORS）を用います．実際にはOS-1がおすすめですが，ソリタT3顆粒など処方箋で処方できるものもあります．ポカリスエットなどのスポーツドリンクは，糖分の量が多く，塩分の濃度が低いため，脱水の水分補正にはあまり適していません．

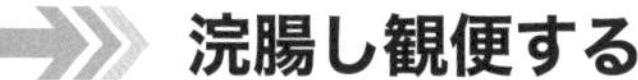

浣腸し観便する

乳幼児の場合，腸重積を見逃さないためにも浣腸は重要です．

経口補水療法

嘔吐がおさまってから，最初は OS-1 をひとさじずつ与えて，すこしずつ増やします．

血糖チェック

低血糖の場合はブドウ糖を内服させ，必要なときは点滴加療します．

ひとことMEMO

嘔吐の子どもを診察したときは，本当に感染性胃腸炎かどうか疑うことがとても大切です．特に，嘔吐のみで下痢を認めないときは，見逃してはいけない重症の疾患が隠れていることがあるので要注意です．急性腹症（腸重積，虫垂炎，精巣捻転，卵巣捻転），細菌性髄膜炎，脳腫瘍，心筋炎など必ず鑑別に加えてください．

感染性胃腸炎：下痢

元気あり

食欲なし

細菌性胃腸炎を疑う場合

ひとことMEMO

下痢がひどい場合は，まず脱水補正のためにORSの投与を開始します．乳児では，母乳はそのまま，人工乳も薄める必要はありません．迅速な栄養補給のため，ORSによる脱水補正ができたら，すぐに患者の年齢にあった非制限の食事を開始することも大切です．また，下痢をしていても止痢剤は使いません．

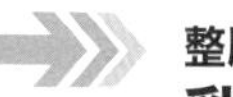

整腸剤

乳酸菌・ビフィズス菌製剤(ラックビー)

0.05〜0.1 g/kg/日（最大 6.0 g/日）

酪酸菌製剤(ミヤ BM, ビオスリー)

0.05 g/kg/日（最大 3.0 g/日）

経口補水療法

OS-1 がおすすめです．お茶や水ばかり飲んでいる場合は，低血糖，低 Na 血症になるので，注意が必要です．

便培養 and ホスミシン

40〜120 mg/kg（最大 3,000 mg/日）

血便など便の性状が悪いとき，加熱不十分な鶏肉・豚肉・卵を摂取した場合などは細菌性を疑います．特に病原性大腸菌は腹痛が強く，O-157 を原因とする出血性大腸炎の場合は鼻血のような便になります．

ひとこと MEMO

乳幼児は，下痢が長引くことがよくあります．二次性の乳糖不耐症になる場合があり，乳糖分解酵素（ミルラクト，ガランターゼなど）0.25〜0.5 g/回を哺乳と同時に投与してください．それでも下痢が続いても，元気で経口摂取が良好であれば，そのまま経過観察をします．その際，体重測定が大切で，体重減少がある場合は小児科専門医に相談してください．

便秘症

ファーストチョイス

2 歳未満

2 歳以上

ひとこと MEMO

排便が週 2 回以下，または便が硬くて苦痛をともなう場合を便秘症といいます．便秘がおこりやすい時期として，①離乳食開始時期，②トイレットトレーニング中，③入園・入学前後の 3 つがあります．特に，②の場合が多く，排便の痛みなどで，排便を避けるようになる可能性があり，しっかり説明し適切な治療をすることが重要です．

表　モビコールの１日あたりの服用量の目安

	2〜6歳	7〜11歳	12歳以上
飲み始め	1回1包/日	1回2包/日	1回2包/日
最も多い場合	4包/日（1回2包まで）		6包/日（1回4包まで）

浣腸して便塊除去

グリセリン浣腸

1〜2 mL/kg/回（最大 60 mL/回）

モニラックシロップ

1〜2 mL/kg/日分 2〜3（最大 60 mL/日）

or 酸化マグネシウム

0.05 g/kg/日分 2〜3（最大 2 g/日）

モビコール

1 包あたり約 60 mL の水に溶かします

ひとことMEMO

便秘治療には，投薬治療だけでなく必ず生活習慣の改善も指導します．大切なのは以下の３つです．①決まった時間にトイレにいく，②適度な運動，③食物繊維をしっかり含んだ食事を１日３回摂取する．さらに，便秘日誌も欠かせません．きちんと記載される場合は治りやすいのですが，そうでない場合は，母親の病識も乏しくなかなか治癒に到達しません．

コラム　便秘の悪循環

①1週間に2回以下の排便，②トイレットトレーニングが終わった後も週1回以上便失禁，③大量の便貯留があったことがある，④排便時痛，⑤直腸内に大量の便塊，⑥便でトイレがつまったことがある，以上の6項目のうち2項目が1ヵ月以上続く場合を慢性機能性便秘症と診断します．慢性の便秘では，排便時に疼痛をともない，肛門裂傷をきたします．そのため，排便を我慢するようになり，長時間便が停滞するとさらに便が硬くなり，悪循環が繰り返されます．また，常に便塊が貯留すると，直腸は拡張し，腸管の収縮力が弱まって，便意も感じなくなります．すると直腸内に多量の便塊が貯留し，直腸の拡張が悪化します．たかが便秘と放置しておいて，このような直腸の器質的変化を伴うと巨大結腸症や遺糞症となり治療が大変難しくなります．腹痛や不機嫌で救急車で来院され，浣腸のみで改善するケースも多くあります．外来で便秘の子どもを見かけたら，早期介入，積極的治療が必要です．

最初から薬物療法を併用する徴候として，小児慢性機能性便秘症診療ガイドラインでは，以下の9つを挙げています．

①排便自立後であるのに便失禁や漏便を伴う
②便意があるときに足を交叉させるなど我慢姿勢をとる
③排便時に肛門を痛がる
④軟便でも排便回数が少ない（排便回数が週に2回以下）
⑤排便後に出血する

⑥直腸脱などの肛門部所見を併発している
⑦画像検査で結腸，直腸の拡張を認める
⑧病悩期間または経過が長い
⑨他院での通常の便秘治療で速やかに完全しなかった
（小児慢性機能性便秘症診療ガイドライン p33 表 8-5 より）

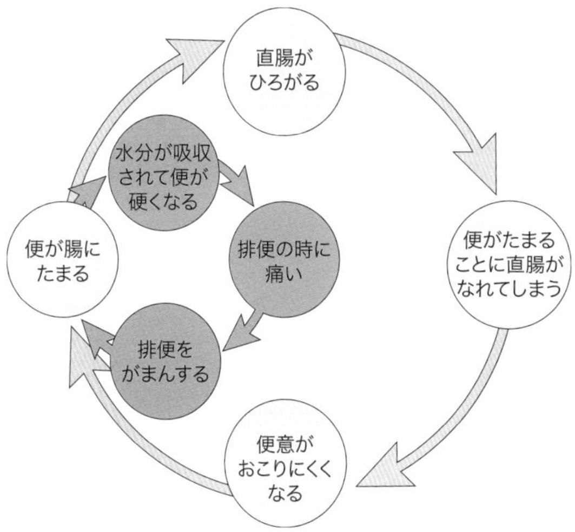

図 便秘の悪循環
〔小児慢性機能性便秘診療ガイドライン作成委員会：こどもの便秘 ―正しい知識で正しい治療を― 詳細版，p4 より転載（http://www.jspghan.org/constipation/files/pamphlet.pdf）〕

口内炎

痛みが強い

塗布できる範囲にある

漢方薬なら

ひとことMEMO

口内炎の原因として，ウイルス感染症としては，手足口病，ヘルパンギーナ，単純ヘルペスウイルス感染症などがあります．他には，虫歯や噛み合わせに問題がある場合やストレス，偏食，カンジダが原因のこともあります．虫歯予防のための口腔ケアも大切で，噛み合わせが悪い場合は小児歯科医へ紹介してください．

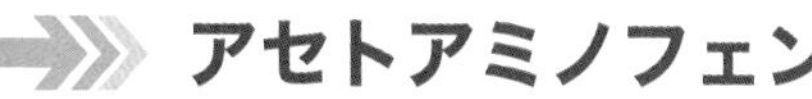

アセトアミノフェン

痛みが強く，水分がとりにくい場合は脱水に注意が必要です．刺激の少ない飲み物や食べ物を少量ずつ摂取することも大切です．

デキサメタゾン口腔用軟膏

塗布（1～数回/日）

カンジダが原因の場合は，フロリドゲルを塗布します．

桔梗湯138うがい

半夏瀉心湯14うがいのほうが有効ですが，苦いので嫌がることが多いため，桔梗湯138を処方しています．

ひとことMEMO

口内炎がある場合は，飲食物にも注意が必要で，外来でしっかり指導してください．噛まずに飲み込めるもの，ゼリー，プリン，冷めた茶碗蒸し，コーンスープなどがおすすめです．また1歳以上なら，はちみつを患部に塗ると改善することもあります．酸味の強い飲み物は避けたほうが無難で，牛乳やカルピスなら飲めることが多いです．

クループ症候群

軽症

中等症

上記でもよくならない

ひとことMEMO

海外のガイドラインでは，軽症例からステロイド内服薬が推奨されていますが，日本では，ボスミン吸入の効果が十分でない場合に用いられています．重症度分類を簡単にすると以下のとおりです．

軽症	嗄声や犬吠様咳嗽のみで努力性呼吸を認めない
中等症	安静時の吸気性喘鳴と努力性呼吸を認める
重症	明らかなチアノーゼあり

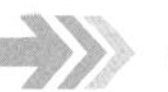

吸入 **ボスミン** 0.1〜0.3 mL＋生食 2 mL

ボスミン吸入は 0.01 mL/kg（最大 0.3 mL/回）.
クルー プの原因のほとんどがウイルス性です.

上記治療に加えて **リンデロン** or **デカドロンシロップ**

1.5 mL（0.15 mg）/kg 経口単回内服投与

10 kg の小児では 1 回 15 mL となり内服量が多いため錠剤 (0.5 mg) を粉砕することもできます．量も多くどれも飲みにくいのですが，デカドロンよりリンデロンシロップのほうがまだ飲みやすいです.

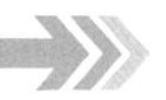

入院を考慮

安静時の吸気性喘鳴は，軽症であっても進行する可能性もあるので特に注意が必要です.

ひとこと MEMO

お母さんが「変な咳をします」と訴えたら，クループを疑ってください．クループの咳は特徴的で，犬が遠吠えするような咳，またはオットセイの鳴き声にも似ています．待合室などで，実際に咳をして診断がつくこともあります．さらに嗄声，吸気性喘鳴があれば確定です．また，子どもを泣かせると呼吸状態が悪化することがあるので注意が必要です.

気管支喘息：発作時

小発作
（酸素飽和度 96%以上）

中発作
（酸素飽和度 92～95%）

大発作
（酸素飽和度 91%以下）

ひとことMEMO

最近は，ガイドラインが確立され喘息発作で救急受診する子どもが減少しました．しかし，初回発作の場合は要注意です．吸入で軽快しても，効果は 2～3 時間なので，保護者に十分な説明をして，翌日の受診をすすめます．5 歳未満で呼気性喘鳴を 3 回以上おこせば気管支喘息と診断し，長期コントロールが必要になります．

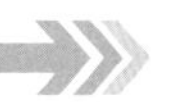

メプチン吸入液 0.3 mL＋生食 2 mL

改善しないときは 20〜30 分あけて再度吸入，それでも改善しないときは中発作の治療へ.

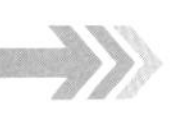

上記に加えて

プレドニン 1 mg/kg/日分 2

or **リンデロンシロップ** 0.5 mL/kg/日分 2

経口摂取不良のときは経静脈投与で

水溶性ハイドロコートン 5 mg/kg

or **ソル・メドロール** 1 mg/kg

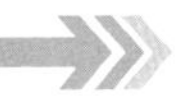

入院加療

上記吸入＋点滴加療をしつつ，小児科専門医のいる総合病院へ.

ひとことMEMO

発作後の帰宅の目安は，喘鳴や呼吸困難の消失と酸素飽和度 97%以上です．軽症の場合は，ロイコトリエン拮抗薬，ツロブテロールテープ（3 歳未満 0.5 mg，3〜9 歳未満 1 mg，9 歳以上 2 mg；効果発現まで 4〜6 時間かかる）です．夜間に悪化しそうな場合は，経口ステロイド薬を処方し，場合によっては吸入器を貸し出して自宅でも吸入してもらいます.

気管支喘息：寛解期

ファーストチョイス

上記でも
すっきりしない

さらに
コントロール不良

ひとことMEMO

ガイドラインでは，乳幼児（5歳以下）と6～15歳に分けて基本治療，追加治療，短期追加治療が示されています．気管支喘息の治療目標は，「日常生活はもちろんスポーツなどの活動を普通に行える」ことです．また，環境整備についても改善できるように指導します．家族に喫煙者がいる場合は禁煙をすすめますが，実際はなかなか難しいです．

ロイコトリエン受容体拮抗薬

オノン 7 mg/kg/日分 2（最大 450 mg/日）

or **シングレア**

1 歳以上 6 歳未満　4 mg（細粒 1 包）分 1

6 歳以上 15 歳未満　5 mg（チュアブル 1 錠）分 1

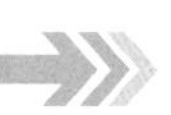

上記治療に加えて

吸入ステロイド薬

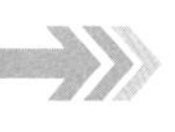

小児科専門医または小児アレルギー専門医へ紹介

喘息の治療は発作ゼロが目標です.

また，呼吸機能，NO などの評価も必要になります.

ひとことMEMO

吸入ステロイド薬はいろいろな種類があり，年齢に応じた選択も必要です．フルタイド，アドエアディスカスは 5 歳以上で吸入可能です．キュバールとオルベスコは，年少児の場合は吸入補助具を使用します．パルミコート吸入液はネブライザーの購入が必要ですが，全年齢で使用できます．また吸入療法の導入の際には，吸入手技の指導も重要です．

熱性けいれん

単純型熱性けいれんが 1回

単純型熱性けいれんが 2回以上

複雑型熱性けいれん

ひとことMEMO

熱性けいれんを実際に見ると，お母さんは大変不安になります．たいてい1～2分で止痙しますが，「この子，死んでしまうのではないか」という気持ちになることが多いようです．外来では，まず「大変でしたね」と共感することが大切です．その後に，子どもによくある病気で，予後良好な疾患であることを説明します．

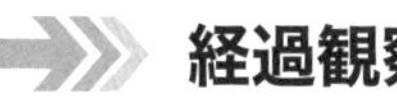

経過観察

熱性けいれんは，主に生後 6～60 ヵ月までの乳幼児におこりやすいと言われています．日本の有病率は 7～11％と頻度が高く，日常でよく目にする疾患です．

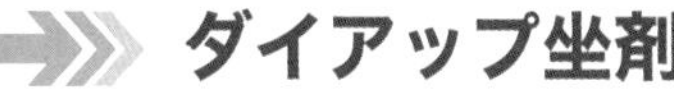

ダイアップ坐剤

（4 mg，6 mg, 10 mg 製剤）の予防投与を考慮．
発熱時に 0.5 mg/kg（最大 10mg）を 8 時間間隔で 2 回

熱性けいれんの再発率は 30％といわれ，ダイアップ坐剤の予防投与は発症予防効果がありますが，副反応も存在しルーチンに使用する必要はありません．

小児科専門医へ紹介

複雑型熱性けいれんのてんかん発症因子は 10～20％とされています．

ひとこと MEMO

以下の 3 項目の 1 つ以上あるものが複雑型熱性けいれんと定義され，これらに該当しないものが単純型熱性けいれんとされています．①焦点発作（部分発作）の要素，②15 分以上持続する発作，③24 時間以内に複数回反復する発作．また，鎮静性抗ヒスタミン薬は，けいれん持続期間を長くする可能性があるため注意が必要です．

コラム　熱性けいれんの予防について

熱性けいれんを繰り返しおこす場合は，予防のために，発熱時にダイアップ坐剤を投与することがあります．しかし，熱性けいれんをおこしたすべての子どもに予防投与が必要というわけではありません．熱性けいれんの60〜70%は一生に一度しかおこらず，単純型熱性けいれんでは，脳へのダメージもなく後遺症もないからです．また，ダイアップ坐剤は，眠気，ふらつき，逆に興奮してしまうなどの副作用もあります．

ガイドラインでは，ダイアップ坐剤の予防投与がどんな場合に考慮したほうがよいか以下のように記載されています．ただ，家族のけいれんにたいする不安があまりにも強い場合は，ガイドラインにこだわらずに予防投与を行うこともあります．また，ダイアップ坐剤の予防投与は，通常2年間，または4〜5歳までを目標とされています．

1）15〜20分以上の遷延する発作が1回でもあった場合
2）次の①から⑥のうち2つ以上を満たした熱性けいれんが2回以上反復した場合

①焦点性発作（部分発作）または発作が24時間以内に反復する場合
②熱性けいれん出現前より神経学的異常，発達遅滞がある
③熱性けいれんまたはてんかんの家族歴
④1歳未満の発症
⑤発熱後1時間未満での発作
⑥38度未満での発作

コラム　母子手帳

正式には「母子健康手帳」と言い，お母さんと子どもの健康を守るために作られたものです．しかも，子どもの大切なもう一つのカルテでもあります．個人情報がカルテ以上に満載されていますので，特に初診のときは必ず確認してください．例えば，「最近あまりおっぱいを飲まないのですが，大丈夫でしょうか？」という質問に対して，その時の身長体重だけでは判断できません．母子手帳に記載された成長の経過，身長や体重の増加が順調かどうか確認することが重要になってきます．それで大丈夫，これは注意が必要と診断できるのです．また，予防接種歴を確認することで，除外できる疾患がたくさんあります．小児肺炎球菌予防ワクチン，ヒブワクチンが定期接種になって，細菌性髄膜炎がとても減少しました．乳児の高熱であっても，これらのワクチンを接種していたら，安心して診療できます．未接種のワクチンがあるときは，「今は○○の接種が必要です」とおすすめすることもできます．さらに，母子手帳にはお母さんが愛情をもっていろいろな出来事を記入していることが多いです．細かい字でぎっしり書いている場合もあれば，何も書いていない場合もあります．さまざまですが，それだけでもお母さんの性格やお子さんを取り巻く環境がわかることもあります．いろいろなヒントがたくさんありますので，ぜひ診察のたびに確認する習慣をつけてください．

アトピー性皮膚炎

ファーストチョイス

上記で軽快しない,
湿疹の炎症が強い

上記で軽快後

ひとことMEMO

乳児湿疹（特に顔面）は，皮膚感作の可能性がありアレルギー疾患のリスクになります．普段からスキンケア指導を行い，湿疹があるときは，ヒルドイドソフト 25 g+リドメックスコーワ軟膏 25 g を 1 日 2 回塗布するように指導しています．また顔面には，顔をふくたびに保湿薬を塗布し，軽快しないときはアルメタ軟膏を併用しています．

スキンケア指導

せっけんで優しく洗う，よくすすぐ，十分に保湿することが一番大切です．保湿薬の種類はたくさんあるので，実際に保護者の方に見せて試して選んでもらっています．

適切なステロイド薬の塗布

皮膚がツルツルになるまで，しっかり塗布します．痒みが強い場合は，抗アレルギー薬も併用します（p100 参照）．

保湿薬をしっかり塗布．再び赤くなるときは，ステロイド薬を塗布

皮膚がツルツルの状態が続けば，最終的に保湿薬のみでコントロールできます．スキンケア指導を行い，軽快するまで，1 週間ごとに経過観察するのが大切です．

ひとことMEMO

2 歳以上のアトピー性皮膚炎では小児用プロトピック軟膏の適応があります．まず，ステロイド軟膏で皮膚の炎症を安定させてから使用します．塗布部位に灼熱感刺激感がでる場合は先に保湿薬を塗布してから使用すると，軽快することが多いです．小児用プロトピック軟膏の 1 日最大量は 13 歳以上 5 g，6～12 歳 2～4 g，2～5 歳 1 g です．

コラム　赤ちゃんの肌をツルツルに

外来や乳児健診では，湿疹について質問されることがとても多いです．身体はきれいでも，顔が乾燥して赤くなったり，なかにはびらんになっている赤ちゃんもいます．この時期は乳児湿疹と言われることが多いのですが，アトピー性皮膚炎の初期段階のこともあり，明確に区別できません．しかし，この時期にしっかりスキンケア指導をして，治療介入することが大切です．保湿薬とステロイド薬をうまく組み合わせて，皮膚の状態を正常に戻します．ステロイド薬の副作用を心配される方には，正しい局所療法では副作用はでないことを説明し，いつまで塗ったらよいのか定期的に診察し外来で指導します．ここでも，お母さんとのコミュニケーションがとても大切です．ステロイド外用薬の塗布量については，フィンガーチップユニット(FTU)が有名です．大人の人差し指の先端から第一関節まで軟膏をとりだすと，1 FTU＝約 0.5 g に相当します（右ページの表参照）．ただし，1 FTU は 5 g チューブでは 0.2 g，10 g チューブでは 0.3 g，25 チューブで 0.5 g です．ローションタイプの場合は 1 円玉大が 1 FTU の目安です．1 FTU で，大人の手のひら 2 枚分の面積を塗ります．これが面倒な場合は，塗布部位がテカッと光り，ティッシュペーパーが付着する程度が適量と説明しています．また食物アレルギーの関連について質問されることもありますが，まずは湿疹のコントロールが一番です．アレルギー検査の結果だけで判断するのではなく，負荷試験なども必要ですので専門医にご相談ください．

表　頻用保湿薬

プロペト	乳児の顔や口の周りに．べたつくのが欠点なので年長児は嫌がることが多い	
ヘパリン類似物質	しっとり	ヒルドイドソフト軟膏，ヘパリン類似物質油性クリーム
	ローションタイプ	ヒルドイドローション
	さらさら化粧水タイプ	ビーソフテンローション
	スプレータイプ	ヘパリン類似物質外用スプレー（頭皮の乾燥に適している）
	泡タイプ	ヘパリン類似物質泡スプレー（200 mL のポンプタイプが人気．しっとり）
亜鉛華軟膏	びらん面やおむつかぶれに．べたつきがあり衣服につくと白くなる	

表　頻用ステロイド薬

very strong	ネリゾナ軟膏　マイザー軟膏　アンテベート軟膏
storong	ボアラ軟膏　メサデルム軟膏　リンデロンV軟膏　リンデロンVG軟膏　リンデロンVローション
medium	アルメタ軟膏　キンダベート軟膏　ロコイド軟膏　リドメックスコーワ軟膏　テラ・コートリル軟膏
weak	プレドニゾロンクリーム

通常小児にはstrongestクラスのステロイド薬は使用しませんので，表から省いています．

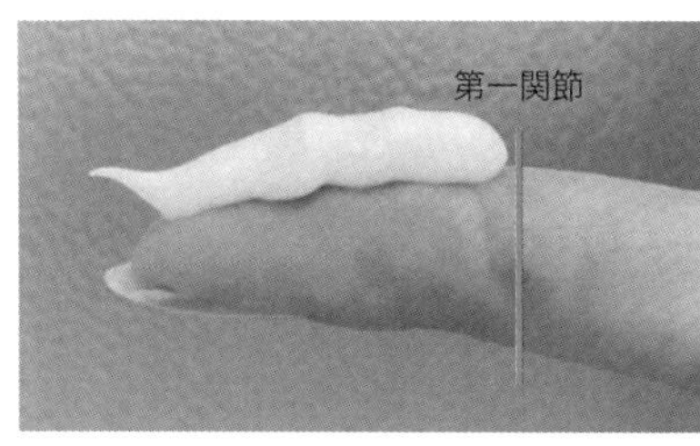

図　フィンガーチップユニット（FTU）

じんましん

基本は

皮膚症状に対して

じんましんの程度が強い

表　頻用の抗アレルギー薬（第2世代）

	小児量	成人量
ザイザル シロップ　錠剤（5 mg）	6ヵ月～1歳未満　2.5 mL分1 1～7歳未満　5 mL分2 7～15歳未満　10 mL分2	5 mg分1眠前
アレグラ ドライシロップ 錠剤（30 mg 60 mg）	6ヵ月～2歳未満　30 mg分2 2～12歳未満　60 mg分2 12歳以上　120 mg分2	120 mg分2
アレロック 顆粒，錠剤，OD錠	2～7歳未満　5 mg分2 7歳以上　10 mg分2	10 mg分2
ジルテック ドライシロップ，錠剤	2～7歳未満　5 mg分2 7～15歳未満　10 mg分2	10～20 mg分1眠前

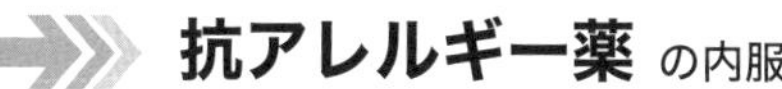

抗アレルギー薬 の内服

中枢組織移行の少ない第 2 世代の抗アレルギー薬の選択をおすすめします．たくさんの種類があるので，左下に頻用薬を示します．ただし，ザジテンは，てんかん既往児には禁忌です．

レスタミン軟膏 塗布

掻くと，じんましんはさらに悪化しますので，皮膚を掻きむしらないようにすることが大切です．

リンデロンシロップ 0.5 mL/kg/回 頓服

錠剤が飲める場合はセレスタミン 1/2 錠の頓服を処方しています．

ひとことMEMO

じんましんの原因は特定できないことが多いです．食べ物が原因と考える保護者が多いのですが，実際はほとんどありません．ウイルス感染，ストレス，気候などさまざまな要因が考えられますが，まずは，じんましんという状態を回復させることが大切です．1 ヵ月以上持続するときは慢性じんましんで，長期に経過観察が必要になります．

伝染性膿痂疹

基本は

皮膚の病変部には

2日後も軽快しない

ひとことMEMO

ブドウ球菌性熱傷様皮膚症候群（4S）は，乳幼児に多く，伝染性膿痂疹が重症化して全身疾患となったものです．黄色ブドウ球菌が産生した表皮剥奪毒素が血行性に全身の皮膚に達し，びまん性紅斑や水疱作成，表皮剥離をおこします．高熱になりやすく，少し触れただけでも痛がって泣きます．健常な部位にニコルスキー現象が見られるのが特徴的です．

セフェム系抗菌薬

セフゾン細粒 9〜15 mg/kg，フロモックス細粒 9 mg/kg どちらも最大 300mg/日．投与前に皮膚びらん面の細菌培養検査をします．

亜鉛華軟膏 ＋リンデロン V 軟膏 塗布

シャワーで局所の汚れを洗い流してから塗布します．病変部を被覆するのに，瑞光メディカルのプラスモイストが便利です．病変部にくっつかないので剥がすときに痛くありません．

ホスミシン 80 mg/kg/日に変更 （最大 3,000 mg/日）

原因菌は黄色ブドウ球菌が多く，そのうち 1/4 が MRSA と言われています．まずは，セフェム系抗菌薬から開始しますが，2〜3 日後に必ず再診してもらい，軽快傾向にないものは MRSA と考えてホスミシンに変更します．

ひとことMEMO

難治性または反復する場合は，排膿散及湯(はいのうさんきゅうとう)122や十味排毒湯(じゅうみはいどくとう)6を併用すると早く軽快します．瑞光メディカルのプラスモイストは，創面に固着せず，また浸出液の吸収能力が高く，熱傷や外傷などの創傷の被覆にとても便利です．私が使用しているのは，プラスモイスト TOP で 1 枚（200×250mm）約 250 円（税抜き，2020 年 12 月現在）です．

おむつかぶれ

軽度または予防として

赤みが強い

上記で治癒しない

ひとことMEMO

おむつかぶれは軟膏処方だけでなく，おしりを清潔に保つためにスキンケアが大切です．汚れを強くこすってふき取るのは逆効果です．市販のおしりふきでこすると痛みをともない，かえって悪化させることがあります．お湯で洗い流し，やわらかいガーゼなどで優しくふき取ったうえで，軟膏を塗布するように指導することも大切です．

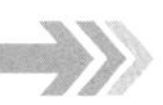

おむつ交換のたびに **亜鉛華軟膏** の塗布

他にプロペト，アズノール軟膏でもOKで，とにかく清潔にしてたっぷり塗布することが大切です．

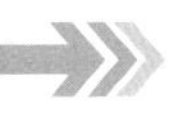

上記の処方に加えて **エキザルベ軟膏** 1日3回塗布

エキザルベは混合死菌浮遊液とヒドロコルチゾンを主成分としています．混合死菌浮遊液には，創傷治癒を促進する作用があると言われています．

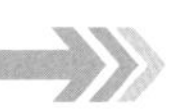

ニゾラールクリーム 1日1回塗布

一般のおむつかぶれはおむつの接触部位が発赤します．皮膚のしわの中まで赤くなるのは，カンジダが原因のことが多いです．

ひとことMEMO

おむつかぶれに長期にステロイド軟膏を使用すると，カンジダ性皮膚炎になることもあります．通常のケアをしても治らないときは，ステロイド軟膏は中止して，抗真菌薬の軟膏に変更します．また，漢方の塗り薬の紫雲膏(しうんこう)501がおむつかぶれに有効なことがあります．そのまま塗布するよりも，亜鉛華軟膏またはプロペトと混ぜると塗りやすくなります．

アレルギー性鼻炎

基本は

さらに症状が強い

ひとことMEMO

添付文書上に「自動車の運転」について記載のない抗アレルギー薬は，クラリチンとアレグラだけです．これらは，日米ともにパイロットの内服直後の飛行も認められています．他にも眠気の少ないものとして，ビラノア（15歳以上），デザレックス（12歳以上）もありますが，年齢制限もあり小児にはあまり処方できません．

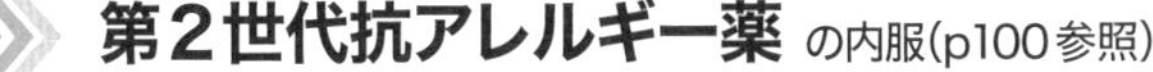

第2世代抗アレルギー薬 の内服(p100参照)

経過が長い場合は，アレルギーの原因検索をして，ダニIgEやスギIgEが高値のときは，舌下免疫療法（5歳以上）をすすめます．

アラミスト点鼻薬 1日1回

各鼻腔に2歳以上小児1噴霧，成人2噴霧

or ナゾネックス点鼻薬 1日1回

各鼻腔に3歳以上12歳未満1噴霧，12歳以上2噴霧

末梢血管収縮作用の点鼻薬は2歳未満は禁忌です．しかし2歳以上でも過剰投与すると副作用がでるので処方はしていません．

ひとことMEMO

舌下免疫療法は，処方するのに資格がいりますが，eラーニング（http://www.ait-e-learning.jp/index.php）で取得が可能です．自院で難しい場合は，耳鼻科，小児科で舌下免疫療法を行っている施設に紹介してください．アレルゲン免疫療法ナビで舌下免疫療法を施行している施設が検索できます（https://www.torii-alg.jp/）．

急性副鼻腔炎

軽症例

1 週間後も軽快しない

ひとことMEMO

急性副鼻腔炎の一般的な症状は，頭痛などの感冒様症状，膿性鼻汁，後鼻漏，鼻閉ですが，小児では湿性咳嗽も重篤な症状とされています．膿性鼻汁が 7 日以上持続する場合は細菌の 2 次感染の可能性が高くなり，抗菌薬の投与を考慮します．主要起炎菌は肺炎球菌，インフルエンザ菌であり，次いでモラクセラ・カタラーリスと言われています．

ムコダイン

30 mg/kg/日（最大 1,500 mg/日）

＋ムコサール

0.9 mg/kg/日分 3（最大 45 mg/日）

and 鼻吸引指導

軽症例に限って，抗菌薬非投与で，自然経過を観察することが推奨されています．

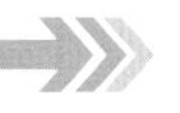

サワシリン 40 mg/kg/日分 2〜3×7〜10 日

and 起炎菌検索のため鼻汁培養

急性副鼻腔炎は 1 ヵ月以内の治療で軽快します．それ以上続くときは慢性副鼻腔炎を考慮して耳鼻科に紹介します．

ひとこと MEMO

副鼻腔炎は，漢方薬の併用が有効です．麻黄湯(まおうとう)㉗，葛根湯加川芎辛夷(かっこんとうかせんきゅうしんい)❷に含まれる麻黄(まおう)はエフェドリンが主成分で，鼻閉に対して即効性があります．葛根湯加川芎辛夷(かっこんとうかせんきゅうしんい)❷には錠剤もあり，年長児には，飲みやすく服薬コンプライアンスがあがります．膿性鼻汁でより炎症が強い慢性副鼻腔炎には辛夷清肺湯(しんいせいはいとう)⑩④が有効ですが，とても苦く飲みにくいのが難点です．

急性中耳炎

軽症（鼓膜発赤のみ）

中等症（鼓膜膨隆 or 2 歳未満で発熱と鼓膜発赤）

重症（2 歳未満で発熱と鼓膜膨隆 or 耳漏）

ひとことMEMO

小児の診察をするときは，咽頭とセットで必ず鼓膜を観察することが大切です．特に発熱，鼻汁があるときは必須となります．軽症例の耳痛については，小児急性中耳炎ガイドライン 2018 年版で抗菌薬は推奨されていません．耳痛に対してはアセトアミノフェンで対応するとされています．また漢方薬を内服できる場合は葛根湯（かっこんとう）❶がおすすめです．

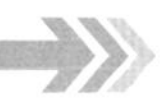

ムコダイン 30 mg/kg 分 3

抗菌薬を投与せず 3 日間経過観察します．改善しないときは常用量のサワシリンを開始します．耳痛に対してはアセトアミノフェンです．中耳炎は 3 日ごとに評価することが大切です．

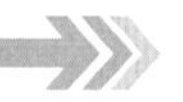

高用量サワシリン 80 mg/kg/日×5 日（最大 1,500 mg）

3 日後に診察して軽快しないときは感受性を考慮してクラバモックス，メイアクト MS などに変更します．

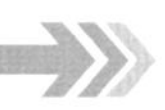

鼓膜切開の適応もあり，耳鼻科に紹介

低年齢児，保育園児は重症化しやすいので注意が必要です．

ひとことMEMO

急性中耳炎は，生後 6 ヵ月～6 歳の小児に好発します．起炎菌は肺炎球菌，インフルエンザ菌が多く，その約半分は薬剤耐性です．鼻咽頭の細菌が耳管経由で中耳腔へ感染して発症するため，起炎菌を同定する際は，鼻経由による鼻咽頭からの検体採取が重要です．またガイドラインでは乳幼児の反復性中耳炎の予防に十全大補湯(じゅうぜんたいほとう)㊽が推奨されています．

夜尿症

基本は

2 週間後も治らない：
日記をきちんとつけている

上記と併用療法として

ひとことMEMO

5 歳以降で月 1 回以上のおねしょが 3 ヵ月以上続くものは「夜尿症」と定義されます．7 歳児において約 10%に認められ頻度の高い疾患です．自然軽快は毎年約 15～17%ですが，治療介入で治癒率を 2～3 倍高めることができます．昼間遺尿や，排尿障害がある場合は器質的疾患を合併していることがあるので，小児泌尿器科医へ紹介してください．

生活指導と夜尿症日記

午前中には水分をたっぷりとって，午後は控えめ，夕食後以降は厳しく水分制限をします．寝る前には必ず排尿を促してください．

その他

ミニリンメルト OD 錠 就寝前

120 μg から開始
改善傾向のない場合は 240 μg へ増量

副作用としては水中毒に注意が必要です．したがって，治療中は，夕食時より寝るまでの飲水量はコップ 1 杯(200 mL)以下にするように指導します．

アラーム療法

米国ではこれが第一選択の治療法です．アラーム装置は自費で購入する必要があり，またセンサーが反応するたびに，同室で寝ている家族が起こされてしまうという問題点があります．

ひとこと MEMO

夜尿症治療の 3 原則は，あせらず，おこらず，おこさずです．夜間の ADH 分泌には深い眠りが必要です．ひどい鼻閉，眠前のスマホは十分な睡眠を妨げます．鼻閉の治療，スマホの適正使用も夜尿症の治療に不可欠です．また，慢性便秘，ADHD や自閉症スペクトラムがあれば，治療抵抗性の可能性があります．

起立性調節障害

基本は

循環器症状が強い

自律神経症状が強い

ひとことMEMO

起立性調節障害（OD）は，まずは器質的疾患の除外が第一です．過去の報告では，鉄欠乏性貧血，甲状腺機能亢進症，副腎機能低下，脳腫瘍，心筋症，原発性肺高血圧症があります．ガイドラインによると専門医紹介への目安は４週間の治療によって，まったく症状が軽快しない場合や，初診時からすでに１ヵ月以上の不登校が生じている場合です．

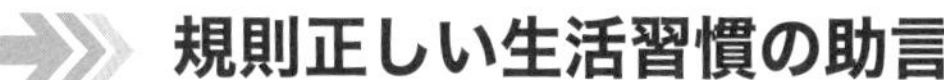

規則正しい生活習慣の助言

早寝早起き，スマホの制限も必要です．保護者や子どもの話を聞いて理解し共感します．「怠けている，仮病，気合が足りない，家庭環境が悪い」などは禁句です．また十分な水分（1.5～2 L/日），塩分（10 g/日）摂取，適度な運動も大切です．

リズミック錠 10 mg 朝

朝起きたらすぐに布団の中で飲むと効果的です．

メトリジン D 錠 1 日 2 回(起床時　昼食後)

口腔内崩壊錠で飲みやすく，また，心臓や脳血管系への直接作用が少ないです．

ひとことMEMO

ODの有病率は，中学生男子の15%，女子の25%で，外来でもよく相談されます．漢方薬が有効な場合もあり，西洋薬との併用も可能です．主症状によって，以下のように選択できます．めまいたちくらみ→苓桂朮甘湯㊴，全身倦怠感→補中益気湯㊶，腹痛や頭痛の訴えが多い→柴胡桂枝湯⑩ or 小建中湯㊿，頭痛と食欲不振→半夏白朮天麻湯㊲．

思春期早発症

男子

9 歳未満で精巣容量増加

10 歳未満で陰毛発生

11 歳未満で腋毛発生，変声

女子

7 歳 6 ヵ月未満で乳房発育開始

8 歳未満で陰毛，腋毛発生

10 歳 6 ヵ月未満で初潮

ひとことMEMO

女児にみられる乳房や乳腺腫大のうち，他の早熟徴候をともなわないもの早発乳房といいます．好発年齢は，2 歳以下と 6～8 歳です．どちらも 2～3 年で自然に軽快しますが，一部に思春期早発症へ移行しますので，経過観察が必要です．早発乳房と思春期早発症の鑑別方法は，身長の伸びです．一過性の早発乳房では，身長の急激な伸びはありません．

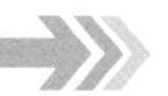

小児内分泌専門医へ紹介

各種精密検査が必要です.

ひとことMEMO

思春期早発症は女子に多く，そのほとんどは特発性です．男子では器質性，特に脳腫瘍の初発症状である場合があるので注意が必要です．思春期前期の男女に片側あるいは両側にわたり，一過性の硬結のある腫瘤を乳輪後部に触れることがあります．疼痛があり，初乳様の分泌物が出ることがあります．男児の場合，30～65%に見られ，治療は必要なく，いずれ消失します．

鉄欠乏性貧血

乳児期

年長児

ひとことMEMO

小児で鉄が欠乏しやすいのは，以下の２つの時期です．

1）生後９ヵ月ごろから２歳…とくに母乳栄養で離乳食がすすまない場合は要注意です．乳児期の鉄欠乏については，精神，神経，運動発達遅延の原因になることがあるので，早期発見が大切です．また，お母さんも鉄欠乏性貧血になっている場合があるので注意してください．

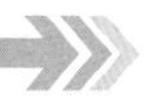

インクレミンシロップ

0.5 mL/kg/日分 2～3（最大 15 mL/日）

通常ヘモグロビンは鉄投与開始後 4 週間で上昇し，フェリチンは 3 ヵ月後に正常化するといわれています.

フェロ・グラデュメット 1 錠分 1/日 or フェルムカプセル 1cap 分 1/日

鉄欠乏性貧血は再燃が多いので，治療終了後 6 ヵ月で再検査をします.

ひとことMEMO

2）思春期…この時期は，鉄の需要が増し失われやすく，特に，女子は月経が始まり出血によって鉄が失われます.男子でも，激しいスポーツをしている，偏食または少食の場合は要注意です（氷を好んでよく食べるというのは鉄欠乏性貧血でよくみられる症状です）．次ページに貧血の判定基準，鉄剤の種類を示します.

表　貧血の判定基準（WHO）

年齢	ヘモグロビン（g/dL）
6ヵ月～4歳	<11
5～11歳	<11.5
12～14歳	<12
15歳以上の女性	<12
妊娠女性	<11
15歳以上の男性	<13

最近では，Hb値が正常でも，フェリチンが低い隠れ貧血が多く，血液検査の場合は，必ずフェリチンも検査する必要があります．フェリチンが低値の場合は，回復するまで最低約3ヵ月の鉄剤投与が必要になります．

表　鉄剤

商品名	小児用量	成人1日量
インクレミンシロップ	0.5 mL/kg/日	15 mL
フェロミア顆粒	0.03 g/kg/日	1.2～2.4 g
フェロミア錠（50 mg）		2～4錠
フェロ・グラデュメット（105 mg）		1～2錠/日
フェルムカプセル（100 mg）		1カプセル

フェロミアは小児に対する安全性が未確立（使用経験が少ない）ですが，どうしてもインクレミンシロップが飲めない場合に限り，フェロミア顆粒を処方しています．

コラム　ママの体調不良

子どもが元気になるためには，お母さんが元気になる必要があります．お母さんの顔色，体調などにも気をつけることも大切です．また，お母さんのほうから，自らの体調不良について相談されることもあります．そんな方に，鉄欠乏性貧血を認めることがとても多いです．もともと，妊娠出産で，かなりの鉄を消費しています．さらに，母乳栄養による体力消費，また人工栄養であっても，子どもを育てるというのは大変な労力が必要です．お母さんは，とても忙しくゆっくり食事をする時間もありません．食事を作りながら，少しつまむ程度の方，また，パン食，おにぎり，うどんなど，簡単に食べることができるものは炭水化物ばかりです．常勤で職場の健康診断がある場合はよいのですが，主婦やパート勤務では血液検査の機会もほとんどありません．お母さんの血液検査をすると，ヘモグロビンが低い場合がよくあります．またヘモグロビンが正常でもフェリチンが低い隠れ貧血の方もたくさんいらっしゃいます．お母さんの不調にも，耳を傾けて一緒に治療していくことも小児科医の仕事だと思っております．また，その際，漢方薬もとても役に立ちます．いわゆる女性三大漢方，当帰芍薬散㉓（体力がなく貧血傾向，やせ型，めまい，冷えのある方に），加味逍遙散㉔（不定愁訴が多く，イライラしていて神経質な方に），桂枝茯苓丸㉕（体力はあるが，のぼせや月経トラブルのある方に），この３つを知っているだけでかなりいろいろな症状に対応できます．

夜泣き

ファーストチョイス

上記が無効・
キーキー泣く

ひとことMEMO

夜泣きは保護者の方からよく相談されます．夜泣きに有効な西洋薬はなく，いずれよくなるので経過をみるしか方法がありませんでした．しかし，母親にとって夜間眠れないのは大変辛く，ノイローゼになっている方もいます．そんなとき「漢方薬を試してみましょう」とこちらから治療法があることを提案してあげてください．

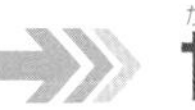

甘麦大棗湯72

構成生薬は甘草，小麦，大棗の３つですべてが食品です．漢方薬のなかでも甘く飲みやすいのでおすすめです．

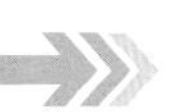

抑肝散54

眉間に青筋をたてて怒りが強いタイプに有効です．食が細いなど虚弱傾向がある場合は抑肝散加陳皮半夏83のほうが効果的です．

ひとことMEMO

夜泣きがひどい子どものなかに，鉄欠乏性貧血がある場合があります．特に母乳ばかり飲んで離乳食がすすまない場合は注意が必要です．顔色が青白い，離乳食を食べないなどの症状があれば，一度血液検査をしておくことも大切です．また，何をしてもよくならない場合，自閉症の初期症状であることもあるので，今後も経過観察が必要となります．

コラム　漢方薬を知ろう

外来診療をするにあたって，漢方薬を知っていると便利で，診療の幅が広がります．私自身は医師になって 20 年目に初めて漢方薬と出会いました．それまでは漢方薬なんて効かないし，子どもが飲めるはずがないと偏見を持っていました．でも実際は，とてもよく効いて飲める子どもも多いのです．漢方薬は難しい，証がわからないと処方できないと思っている先生方も多いようです．普段，元気な子どもは証にこだわらずに，症状から処方できる漢方薬もたくさんあります．また夜泣きや虚弱体質は漢方薬しか有効な薬はありません．下記はぜひ，みなさんに知って頂きたい漢方薬です．気軽に漢方薬を処方し，ぜひその有効性を実感して頂きたいと思います．

五苓散 17	感染性胃腸炎のファーストチョイス
小建中湯 99	反復性腹痛　虚弱体質の改善
芍薬甘草湯 68	腹痛　こむらがえり　しゃっくり
甘麦大棗湯 72	夜泣き　不安が強い
抑肝散 54	夜泣き　疳が強い
麻黄湯 27	かぜの急性期（発熱してすぐでまだ汗をかいていないとき）
柴胡桂枝湯 10	かぜの亜急性期（かぜをひいて 2~3 日し，すでに汗をかいているとき） 反復性感染症（よく熱を出す子どもに） 筋緊張性頭痛
麦門冬湯 29	乾性咳嗽
五虎湯 95	湿性咳嗽
葛根湯加川芎辛夷 2	鼻閉がひどい（当院の処方件数NO1です）
補中益気湯 41	だるい，食欲がないをキーワードに

コラム　困ったときに五苓散⑰

五苓散⑰は，水分調節作用のある生薬で構成されており，利水剤とも言われています．利水剤は，利尿剤と違って，脱水の時には水を保持し浮腫の時には水を排泄します．五苓散⑰は，細胞膜に存在する水チャンネルであるアクアポリンに作用して，水分代謝調節と抗炎症作用を発揮すると考えられています．西洋薬にこのような概念の薬はありません．小児の感染性胃腸炎には，五苓散⑰が一番効果的です．その際，投与方法として，次の 3 つがあります．

①お湯に溶かして，ひとさじずつゆっくり飲む．

②五苓散坐剤：これは製品化されていないので，自分たちでつくる必要があります．また適応外使用になりますので，注意が必要ですが，全国の多くの小児科で使用されています．

③五苓散の注腸：五苓散⑰ 1 g を生食 10 mL で溶かして注腸します．

五苓散⑰は感染性胃腸炎以外にもいろいろな状況に有効です．気圧の変化でおこる頭痛，乗り物酔い，飛行機の離着陸時の耳痛，熱中症予防，二日酔い，めまい・たちくらみにも効果があり，さまざまなところで出番があり，知っておくととても便利です．古典では「怪病多痰」と言う概念があります．わけのわからない病気は，水のバランスが悪いと考えて五苓散⑰を使うと有効なことがあるという意味です．困った時に五苓散⑰，ぜひ一度処方してみてください．

コラム　子どもを泣かさないために

子どもを診察するときは，できるだけ，泣かさないようにいろいろな工夫が必要になります．まずは，お母さんが緊張していると子どもは泣いてしまうので，普段からリラックスできるような雰囲気作りを心がけます．子どもは，診察室に入るとこちらをじっと見ていることが多いです．ニコッとすると笑ってくれることもありますが，視線が合うと泣いてしまう場合もあります．そんなときは，最初から視線を合わさず，まずはお母さんと話します．さらに大泣きする前に，音のでるおもちゃ，ぬいぐるみなどを持って診察します．そちらに興味がでると，遊びながら泣かずに診察させてくれます．クリニックは子どもにとって，痛い，怖い，知らない場所です．私たちは，できる限り子どもの不安を最小限にする工夫が必要になるのです．万が一大泣きした場合，咽頭はしっかり見えますが，聴診が難しくなります．とくに咳がひどい場合，喘鳴があるかどうかがわかりません．その際はお母さんにしがみつく形で抱っこしてもらって，立ち上がってもらいます．場合によっては，待合室に行くと泣き止むこともあり，そーっと背中から聴診します．しかし，それでも大泣きする場合，クループなら，その際に特有の犬吠様咳嗽がでるはずです．聴診ができない場合は呼吸数や酸素飽和度で評価することもできます．子どもは大泣きしていても，成長にしたがって，なぜかある日突然泣かなくなるから不思議です．小児科医はその日がくることを知っているので，子どもを泣かさないように最大限の努力を惜しまないのです．

コラム　ワクチン拒否のママたち

時々母子手帳の予防接種欄が真っ白で，何も接種していない子どもに出会います．お母さんに質問すると，「ワクチンは接種しません．いろいろ自分なりに調べて考えて決めました」と言われます．もちろん，私たち小児科医はワクチンの大切さを知っています．何も接種しないのはどれほど恐ろしいことか，実際にその病気を経験していたらなおさらです．しかしここで，お母さんを批判したり怒ったりすると逆効果です．なぜ，ワクチン拒否になったかと考えると，やはり子どものことを大切と思っているからです．私たちがワクチンをすすめるのは，同じく子どもたちのことを大切と思っているからなので，根本の考えは一緒なのです．まずそのことをお母さんに伝えます．「お母さんが，この子のことを思ってワクチンを拒否されていることもわかります．しかし，私は実際に麻疹や百日咳，細菌性髄膜炎の患者さんを診察してきました．ほんとに辛いです．目の前の○○ちゃんに，この病気に絶対かかってほしくないです．ですから，少しだけ時間をとって私の話を聞いてもらえますか？」と切り出します．たいていの方は話を聞いてくださいますので，ワクチンの大切さ，副作用，疾患の恐ろしさについて詳しく説明します．忙しい外来のなかで時間がかかりますがとても大切なことだと思います．もちろん，私の思いが響かない場合もありますが，実際に接種をしてくださる方もいます．ですから，ワクチン拒否の方に出会った場合，お母さんを怒ったり，また何も言わないのではなく，ぜひ優しく説明してあげてください．

コラム　主な感染症の登園・登校のめやす

子どもが集団生活をおくる学校，幼稚園，保育所においては，感染症に罹患する機会が多くあるため，感染対策が望まれます．感染症に罹患した場合のおおよその登園の目安を以下に示します．

感染症名	潜伏期	主な感染経路	登校（園）基準
インフルエンザ	1〜4日	飛沫・接触	発症した後5日，かつ解熱して2日経過した後(幼児は，解熱して3日経過した後)
百日咳	7〜10日	飛沫	特有の咳が消失，または5日間の適切な抗菌薬治療が終了した後
麻疹	8〜12日	空気・飛沫・接触	解熱して3日経過した後
流行性耳下腺炎	16〜18日	飛沫・接触	耳下腺，顎下腺または耳下腺が腫れてから5日経過，かつ全身状態が良好となった後
風疹	16〜18日	飛沫・接触・母子	発疹の消失後
水痘	14〜16日	空気・飛沫・接触・母子	すべての発疹が痂皮化した後
咽頭結膜熱	2〜14日	飛沫・接触	主要症状が消退して2日経過後
腸管出血性大腸菌	10時間〜8日	経口	感染のおそれがないと認められた後 無症状病原体保有者の場合には，トイレでの排泄ができる5歳以上の子どもは出席停止の必要はない．5歳未満の子どもでは2回以上連続で便培養が陰性になれば登校（園）してよい
流行性角結膜炎	2〜14日	接触	感染のおそれがないと認められた後
溶連菌感染症	2〜5日	飛沫	適切な抗菌薬治療開始後24時間以降

感染症名	潜伏期	主な感染経路	登校（園）基準
手足口病ヘルパンギーナ	3〜6日	飛沫・接触・経口	発熱なく，全身状態がよい（ウイルスは便中に2〜4週間排出される）
伝染性紅斑	4〜14日	飛沫・母子	発疹期に感染力なく元気なら登園可
ロタウイルス	1〜3日	経口	下痢，嘔吐がなくなり全身状態がよい（回復後も数週間にわたり便からウイルスが排出されることがある）
ノロウイルス	12〜48時間	経口	ロタウイルスと同じ
サルモネラ	12〜36時間	経口	下痢，嘔吐がなくなり全身状態がよい
カンピロバクター	1〜7日	経口	下痢，嘔吐がなくなり全身状態がよい
マイコプラズマ	2〜3週	飛沫	症状が軽快し，全身状態がよい
RSウイルス	4〜6日	飛沫・接触	症状が軽快し，全身状態がよい（ウイルス排出期間は1〜3週間）
ヒトメタニューモウイルス	3〜5日	飛沫・接触	症状が軽快し，全身状態がよい（ウイルス排出期間は1〜2週間）
単純ヘルペス	2日〜2週	接触	歯肉口内炎のみならマスクをして可
帯状疱疹	不定	接触	病変部が被覆されていれば登校可．水痘を発症する可能性が高い子どもの多い幼稚園保育所ではかさぶたになるまで登園は控える
伝染性膿痂疹	2〜10日	接触	発疹が乾燥するか，湿潤部位が被覆できる程度になってから

日本小児科学会HP「学校，幼稚園，保育所において予防すべき感染症の解説」p43-44より改変のうえ引用（http://www.jpeds.or.jp/uploads/files/yobo_kansensho_20200522.pdf）

あとがき

新興医学出版社の林峰子社長から，「今度は西洋薬の小児科フローチャートを書きませんか？」というお誘いを受けました.「えっ，西洋薬の小児科の本って，めっちゃたくさんあるし，今さら私なんかが書いても……」というのが，最初の感想です．それで，研修医向けの小児科の本をいろいろ読んでみましたが，案外フローチャートで書いているものがありません．どれも詳しく勉強になるのですが，結構時間がかかります．ベテラン小児科医ならいいのですが，新米小児科医や他科の先生方が救急や忙しい外来で，パッとみてすぐ理解するのは大変かもしれません．私にできるかどうかわかりませんでしたが，できるだけ簡単な本を書いてみようと考えました．そういえば，医学生のころチャート式小児科という簡単な本があったことを思い出しました．そんなイメージで執筆しはじめたのです．また，ちょっと自慢になるのですが，私は，外来のスピードがとっても速いです．そのノウハウを本にしてみよう，小児科医人生 32 年の総まとめをしてみようとお引き受けすることにしました．

そして，本書を書いている途中，日本はコロナ騒動です．最初は，11 年前の新型インフルエンザのときのように，すぐにもとに戻るだろうと簡単に考えていました．しかし，そんな甘いものではありませんでした．学校は一斉休校になり，4 月になってからは緊急事態宣言です．そして，外来の患者さんは激減しました．開院して 16

年，こんなに患者さんが減ったのは初めてです．ただ，何もしないでいるわけにはいきません．まず，オンライン診療を始めました．画面ごしに正確な診断ができるかどうかが不安でしたが，かかりつけのお子さんの状態は十分に把握できます．WEB 問診も始めましたが，どちらもママたちにとても好評です．コロナのことがあったからこそ，この2つを導入することができました．

さて，小児科診療のメインは感染症でほとんどがかぜの治療です．予防接種が整備され，重症の感染症が減りました．そして，コロナ対策でかぜも流行しなくなりました．かぜなどの感染症が流行しないということはとても素晴らしいことです．しかし，それでは小児科の経営が大変で，閉院するところもあるのではないかと危惧されています．感染症がなければ，小児科の仕事はないのでしょうか？　それ以外にも，今のお子さんたちには，問題があるケースが多いです．頭痛，腹痛，倦怠感，学校にいけないお子さんたちがたくさんいます．コロナでそういったトラブルを抱えるお子さんが増えました．そんなお子さんたちは，日常生活の基本「十分な睡眠・バランスのよい食事・適度な運動」この3つがうまくできていないように思います．私は，当たり前の日常生活の基本を指導しながら，その大切さを保護者の方やお子さんに伝えていきたい，これも小児科医の地道な仕事だと感じました．子どもの成長発達をよいものにしていく，そのための子育て支援，親支援がとても重要です．そこに小児科医の未来があるのではないかと思うのです．この本がでるころには，世の中はどうなっているでしょうか？　まだコロナで大変？　コロナは克服されている⁇アフターコロナの世界は誰にもわかりません．しかし，私はずっと小児科医であり続けたいです．そして，この本が少しでも皆様のお役にたつことができたらと思っております．

最後に，この企画をしてくださった新見正則先生，新興医学出版社の林峰子社長，私の原稿を一生懸命校正してくださった，石垣光規様に感謝します．

2021 年 1 月　坂﨑弘美

参考文献

1) 五十嵐隆：小児科診療ガイドライン—最新の診療指針—第4版．統合医学社，2019
2) 岡本光宏：小児科ファーストタッチ．じほう，2019
3) 横田俊平他：直伝小児の薬の選び方使い方．南山堂，2018
4) 安次嶺馨他：小児科レジデントマニュアル3版．医学書院，2017
5) 笠井正志他編：HAPPY！こどものみかた2版．日本医事新報社，2018
6) 崎山弘他：帰してはいけない小児外来患者．医学初診，2015
7) 西村龍夫：子どもの風邪　新しい風邪診療を目指して．南山堂，2015
8) 片岡　正：外来で小児によく使うくすりの使い方Q＆A．総合医学社，2012
9) 日本外来小児科学会・編：お母さんに伝えたい子どもの病気ホームケアガイド第4版．医歯薬出版，2013
10) 日本学校保健会：学校において予防すべき感染症の解説．日本学校保健会，2018
11) 小児呼吸器感染症診療ガイドライン作成委員会：小児呼吸器感染症診療ガイドライン2017．協和企画，2016
12) 日本小児呼吸器学会：小児の咳嗽診療ガイドライン．診断と治療社，2014
13) 慢性頭痛の診療ガイドライン作成委員会編：慢性頭痛の診療ガイドライン2013．医学書院，2013
14) 日本アレルギー学会：アナフィラキシーガイドライン．日本アレルギー学会，2014
15) 小児けいれん重積治療ガイドライン作成ワーキンググループ：小児けいれん重積治療ガイドライン2017．診断と治療社，2017
16) 日本小児神経学会：熱性けいれん診療ガイドライン2015．診断と治療社，2015
17) 日本小児救急医学会診療ガイドライン作成委員会編：エビデンスに基づいた子どもの腹部救急診療ガイドライン2017．日

本小児救急医学会事務局，2017

18）日本小児救急医学会診療ガイドライン作成委員会編：エビデンスに基づいた小児腸重積症ガイドライン．へるす出版，2012

19）日本小児栄養消化器肝臓学会，日本小児消化器機能研究会：小児慢性機能性便秘症診療ガイドライン　診断と治療社，2013

20）一般社団法人日本小児アレルギー学会：小児気管支喘息治療・管理ガイドライン 2017（2019 年改訂版）．協和企画，2017

21）日本耳鼻科免疫アレルギー学会　鼻アレルギー診療ガイドライン作成員会：鼻アレルギー診療ガイドライン―通年性鼻炎と花粉症―2020 年版（改訂第 9 版）．ライフサイエンス，2020

22）日本耳科学会他：小児急性中耳炎ガイドライン 2018 版．金原出版，2018

23）日本鼻科学会：急性鼻副鼻腔炎診療ガイドライン 2010 年版（追補版）．日鼻誌 53（2）：105-160，2014

24）日本夜尿症学会：夜尿症診療ガイドライン 2016．診断と治療社，2016

25）日本小児心身医学会：小児心身医学会ガイドライン集．南江堂，2011

26）岡　明他編：新小児薬用量　改訂第 8 版．診断と治療社，2018

27）甲斐純夫他監：実践小児薬用量ガイド第 3 版．じほう，2020

28）坂﨑弘美他：フローチャートこども漢方薬．新興医学出版社，2017

29）Paul IM, Beiler J, McMonagle A, et al.：Effect of honey, dextromethorphan, and no treatment on nocturnal cough and sleep quality for coughing children and their parents. Arch Pediatr Adolesc med 161：1140-1146, 2007

30）日本小児科学会予防接種・感染症対策委員会：学校，幼稚園，保育所において予防すべき感染症の解説．日本小児科学会，2020（http://www.jpeds.or.jp/uploads/files/yobo_kansensho_20200522.pdf）

31）WHO：Haemoglobin concentration for the diagnosis of anaemia and assessment of severity. Vitamin and Mineral Nutrition Information System. WHO, Geneva, 2011

事項索引

英字

あ

か

88002-883 JCOPY

さ

た

な

は

ま

や

ら

薬剤名索引

あ

か

さ

た

な・は

ま

や・ら

本書掲載薬剤　商品名・一般名対照表

商品名	一般名	ページ
あ		
亜鉛華軟膏	酸化亜鉛	99,103,105
アズノール軟膏	ジメチルイソプロピルアズレン軟膏	105
アズレン点眼薬	アズレンスルホン酸ナトリウム水和物液	53
アセトアミノフェン	アセトアミノフェン	13,15,31,35,39,63,65,67,85,110
アラミスト点鼻薬	フルチカゾンフランカルボン酸エステル	107
アルピニー坐剤	アセトアミノフェン	15
アルメタ軟膏	アルクロメタゾンプロピオン酸エステル	99
アレグラ	フェキソフェナジン塩酸塩	100,106
アレロック	オロパタジン塩酸塩	100
アンテベート軟膏	ベタメタゾン酪酸エステルプロピオン酸エステル	99
アンヒバ坐剤	アセトアミノフェン	15
イナビル	ラニナミビルオクタン酸エステル水和物	47
イブプロフェン	イブプロフェン	13,15,31
インクレミンシロップ	溶性ピロリン酸第二鉄	119,120
エキザルベ軟膏	混合死菌浮遊液・ヒドロコルチゾン配合	105
オゼックス	トスフロキサシントシル酸塩水和物	73
オノン	プランルカスト水和物	91

88002-883 JCOPY

商品名	一般名	ページ
デキサメタゾン口腔用軟膏	デキサメタゾン	85
デザレックス	デスロラタジン	106
テラ・コートリル軟膏	オキシテトラサイクリン塩酸塩・ヒドロコルチゾン配合	99
ドルミカム	ミダゾラム	41
な		
ナゾネックス点鼻薬	モメタゾンフランカルボン酸エステル水和物	107
ニゾラールクリーム	ケトコナゾール	105
ネリゾナ軟膏	ジフルコルトロン吉草酸エステル	99
は		
バルトレックス	バラシクロビル塩酸塩	25,58,59,61
ビーソフテンローション	ヘパリン類似物質	99
ビオスリー	ラクトミン	79
ビラノア	ビラスチン	106
ヒルドイドソフト軟膏	ヘパリン類似物質	99
フェノール・亜鉛華リニメント	フェノール・亜鉛華リニメント	61
フェルムカプセル	フマル酸第一鉄	119,120
フェロ・グラデュメット	乾燥硫酸鉄	119,120
フェロミア顆粒	クエン酸第一鉄ナトリウム	120
フスタゾール錠小児用	クロペラスチン	16
ブルフェン	イブプロフェン	15
プレドニゾロンクリーム	プレドニゾロン	99
プレドニン	プレドニゾロン	89

商品名	一般名	ページ
リズミック錠	アメジニウムメチル硫酸塩	115
リドメックスコーワ軟膏	プレドニゾロン吉草酸エステル酢酸エステル	99
リレンザ	ザナミビル水和物	47
リンデロン VG 軟膏	ベタメタゾン吉草酸エステルゲンタマイシン硫酸塩	99
リンデロン V	ベタメタゾン吉草酸エステル	99,103
リンデロンシロップ	ベタメタゾン	89,101
レスタミン軟膏	ジフェンヒドラミン	67,101
ロコイド軟膏	ヒドロコルチゾン酪酸エステル	99

【著者略歴】

坂﨑　弘美　Hiromi Sakazaki

1988 年　大阪市立大学医学部卒業
　　　　同年　大阪市立大学医学部付属病院小児科学教室に入局
1991 年　和泉市立病院小児科
1998 年　大阪掖済会病院小児科
2004 年　さかざきこどもクリニック開院

専　門　小児科専門医

趣　味　ダンス歴 22 年，踊る小児科医です．

©2021　　第 1 版発行　2021 年 3 月 31 日

クイックリファレンス
フローチャートこども診療

（定価はカバーに表示してあります）

シリーズ監修　新　見　正　則

著者　坂　﨑　弘　美

検印省略

発行者　林　　峰　子
発行所　株式会社 新興医学出版社
〒113-0033　東京都文京区本郷6丁目26番8号
電話　03(3816)2853　　FAX　03(3816)2895

印刷　三報社印刷株式会社　　ISBN978-4-88002-883-5　　郵便振替　00120-8-191625